HEYNE BÜCHER

ESOTERISCHES WISSEN

CHRISTOPHER S. KILHAM

Lebendiger Yoga

Das Profi-Buch zu den
Fünf »Tibetern«®
von Peter Kelder

Aus dem Amerikanischen
von *Thomas Görden*

Redaktion: *Manfred Miethe*

WILHELM HEYNE VERLAG
MÜNCHEN

HEYNE ESOTERISCHES WISSEN
Herausgegeben von Michael Görden
08/9712

Aus dem amerikanischen Englisch übertragen
von Thomas Görden

Originaltitel:
THE FIVE TIBETANS
Erschienen bei Healing Arts Press, Rochester, Vermont, USA

Umwelthinweis:
Dieses Buch wurde auf
chlor- und säurefreiem Papier gedruckt

Printed in Germany 1997
Name und Begriff *Die Fünf »Tibeter«*
sind wettbewerbsrechtlich geschützt.
Umschlaggestaltung: Atelier Adolf Bachmann, Reischach
Umschlagillustration: Silvestris Fotoservice, Kastl
Gesamtherstellung: Presse-Druck Augsburg

ISBN 3-453-11834-0

Inhalt

Seite

Für Herakhan Babaji
und die anderen Mitglieder der Dharma-Clique.
Euch allen ein dreifaches „Om".

Vorwort

Seit ich den Fünf »Tibetern« 1976 zum ersten Mal begegnete, haben sie mich stark beeinflußt. Mit diesem Buch ergreife ich nun die Gelegenheit, mein Wissen über die Fünf »Tibeter« weiterzugeben und andere, verwandte Methoden und Konzepte des Yoga vorzustellen.

Daß ich Yoga entdeckte, scheint mir ein Akt der Gnade gewesen zu sein. Ich hätte mir nie träumen lassen, welches wunderbare Abenteuer mir dank Yoga und Meditation zuteil werden würde. Und ich wäre sicher nicht auf die Idee gekommen, mir Yoga-Übungen auszudenken, die so einfach und gleichzeitig so wirkungsvoll sind wie die Fünf »Tibeter«.

Der beste Weg, zu zeigen, wie dankbar ich für das Geschenk des Yoga bin und wie sehr ich es zu schätzen weiß, ist, es mit anderen zu teilen – daher dieses Buch. Ich hoffe, es gefällt Ihnen und inspiriert Sie. Darüber hinaus hoffe ich, daß es Ihre Neugierde weckt und Sie ermutigt, die beschriebenen Übungen auszuprobieren. Dabei wünsche ich Ihnen allen alles Gute.

1
Über die Fünf »Tibeter«

Erste Erfahrungen

1976 wurde ich eingeladen, im „Institute of Mentalphysics", einem spirituellen Schulungszentrum in Joshua Tree, Kalifornien, zu leben und dort Kurse zu geben. Das Institut besitzt ein rund zweieinhalb Quadratkilometer großes Gelände in einem hoch gelegenen Wüstengebiet. Man hat von dort einen herrlichen Blick auf die San-Gorgonio- und die San-Jacinto-Berge. Das Joshua-Tree-Nationaldenkmal, ein beliebtes Ziel von Kletterern und Abenteuerurlaubern aus aller Welt, liegt nur eineinhalb Kilometer weit entfernt. Joshua Tree ist ein spiritueller Kraftort, umgeben von einer atemberaubend schönen Landschaft mit spektakulären Felsformationen. Die Menschen kommen dorthin, um Energie zu tanken und sich zu erholen, um auf Visionssuche zu gehen und über die Herrlichkeit der Natur nachzusinnen. Für das „Institute of Mentalphysics" ist es die ideale Umgebung.

Das Institut wurde in den dreißiger Jahren von einem Geographen namens Edwin Dingle in Los Angeles gegründet. Dingle hatte, bedingt durch eine Verkettung außergewöhnlicher Umstände, in den zwanziger Jahren neun Monate bei einem hohen Lama in Tibet gelebt und war von ihm unterwiesen worden. Während seines kurzen Aufenthalts bei diesem Lama erlernte Dingle eine Reihe von Atemtechniken und Körperübungen aus dem tibetischen Yoga, die später zum Herzstück der spirituellen Ausbildung am Institut wurden. Die Methoden, die er erlernt hatte und dann in Los Angeles unterrichtete, waren damals sehr populär. Schließlich erhielt der bekannte Architekt Frank Lloyd Wright von Dingle den Auftrag, ein spirituelles Schulungszentrum für Mentalphysik zu entwerfen und zu bauen. In den folgenden Jahrzehnten entwickelte sich das Institut zu einem Mekka für spirituelle Sucher aus aller Welt.

Als ich ankam, lebten im Institut erheblich weniger Schüler als zu seiner Blütezeit, und viele der Apartments standen leer. Eine der Bewohnerinnen, Rochelle, war, obwohl sie über siebzig Jahre alt war, eine wunderbare, vor Lebensfreude sprühende Persönlichkeit. Rochelle hatte im Laufe ihres Lebens eine eindrucksvolle Ansammlung von Gurus, Medien, Weisen, Adepten, Sehern, Avataren, echten und Möchtegernheiligen kennengelernt. Sie verfügte über die perfekte Kombination aus Neugierde, Intelligenz, positiver Lebenseinstellung und gesunder Skepsis. Ihr Hunger nach den unterschiedlichsten Erfahrungen hatte sie dazu gebracht, jede bekannte und weniger bekannte spirituelle Mode auszuprobieren, und sie kannte alle geheimen Mantras und das ganze angeblich esoterische Wissen der jeweiligen Gruppen.

Als Rochelle sah, daß ich mit Begeisterung Yoga übte, gab sie mir ein interessantes kleines Buch mit dem Titel *The Eye of Revelation* von einem gewissen Peter Kelder*, das 1939 zum erstenmal erschienen war. Kelder berichtet darin auf anschauliche Weise, wie ihm von einem pensionierten britischen Armeeoffizier fünf Yoga-Übungen beigebracht wurden, die dieser von tibetischen Lamas in einem Kloster im Himalaja erlernt hatte. Dem Buch zufolge sollen die fünf Riten der Verjüngung den Körper kräftigen, das Energieniveau anheben, Körper und Geist regenerieren und den Alterungsprozeß aufhalten.

Da ich damals bereits seit mehr als sechs Jahren Yoga praktizierte, war ich mit einer Vielzahl von Methoden vertraut. Kelders Bericht über die erstaunlichen Wirkungen der fünf Riten veranlaßte mich, sie zu einem festen Bestandteil meiner täglichen Yoga-Praxis zu machen. Mir gefielen die abenteuerliche Geschichte ihrer Entdeckung, die romantische Art und Weise, wie der Mann, der die Übungen im Himalaja erlernt hatte, sie im Westen einem kleinen Kreis ausgewählter Menschen nahebrachte, sowie die

* Peter Kelder: *The Eye of Revelation*. Mid-Day Press, Los Angeles 1939
Deutsche Erstausgabe: *Die Fünf »Tibeter«. Das alte Geheimnis aus den Hochtälern des Himalaja läßt Sie Berge versetzen.* 31. Aufl. 711.–740. Tsd., Integral. Volkar-Magnum., Wessobrunn 1994

Abbildungen der einzelnen Übungen. Sie ähnelten Yoga-Übungen, mit denen ich bereits vertraut war, unterschieden sich jedoch genug, um eine willkommene Abwechslung zu meinen anderen Übungen darzustellen.

Von besonderem Interesse war für mich, daß die fünf Riten der Verjüngung mehr als alle anderen Yoga-Methoden, die ich kennengelernt hatte, jenen tibetischen Techniken ähnelten, die im „Institute of Mentalphysics" gelehrt wurden. Angesichts der übereinstimmenden Beschreibung der klösterlichen und landschaftlichen Umgebung war es mehr als wahrscheinlich, daß die fünf Riten tatsächlich tibetischen Ursprungs waren.

Nachdem ich die Übungen zwei Jahre lang praktiziert hatte, gelangte ich zu der Überzeugung, daß sie zweifelsohne etwas ganz Besonderes waren. Obgleich sie im Rahmen meiner täglichen mehrstündigen Yoga-Praxis nur wenige Minuten in Anspruch nahmen, fühlte ich mich durch sie gestärkt und belebt. Ob sie tatsächlich der Jungbrunnen sind, wie in Peter Kelders Buch geschwärmt wird, bleibt abzuwarten.* Wenn ich achtzig bin, werde ich einen Erfahrungsbericht schreiben und es Sie wissen lassen. Auf jeden Fall steigern sich Kraft, Energie und geistige Wachheit durch die Übungen erheblich. Sie öffnen das Energiesystem von Körper und Geist und bringen die Energie auf eine Weise ins Gleichgewicht, wie ich es noch bei keiner anderen Yoga-Methode erlebt habe.

1978 begann ich, die fünf Übungen in meine Yoga-Kurse zu integrieren. Seither habe ich sie mehreren hundert, wenn nicht gar über tausend Menschen beigebracht. 1984 beschrieb ich die Übungen zusammen mit anderen Yoga-Praktiken zum ersten Mal in meinem Buch *Stalking the Wild Orgasm.*** 1985 stellte ich die fünf Übungen dann als Verjüngungsübungen in meinem Buch über Yoga-Therapie und Ernährung *Take Charge of Your Health* vor.

---

* Siehe dazu: Wolfgang und Brigitte Gillessen (Hrsg.): *Erfahrungen mit den Fünf »Tibetern«. Neue Einblicke in das alte Geheimnis.* 7. Auflage, Integral. Volkar-Magnum., Wessobrunn 1994

** Deutsche Ausgabe: *Lebendige Sexualität. Fit for Love.* 2. Auflage, Integral. Volkar-Magnum., Wessobrunn 1994

Auch in meinem späteren Buch *Inner Power: Secrets from Tibet and the Orient* (1988) ging ich auf die Übungen ein. Im vorliegenden Buch stelle ich Ihnen nun eine umfassende Yoga-Methode vor, deren Fundament die Fünf »Tibeter« bilden. Detaillierte Informationen über das menschliche Energiesystem, die Chakren und eine Form der Kundalini-Meditation vermitteln den theoretischen Überbau für die Übungen.

Ob die fünf Übungen nun wirklich aus Tibet stammen, wird sich vermutlich nie mit absoluter Sicherheit feststellen lassen. Vielleicht kommen sie auch aus Nepal oder Nordindien. Ich bin mir nicht sicher, und es interessiert mich auch nicht besonders. Laut Kelders Bericht wurden sie von tibetischen Lamas gelehrt, und mehr weiß ich nicht über ihre Herkunft. Auf jeden Fall werden die Übungen seit ihrem großen Erfolg in Deutschland allgemein als die Fünf »Tibeter« bezeichnet. In den letzten Jahren sind aufgrund der deutschen Ausgabe Übersetzungen in mehreren anderen Sprachen erschienen, die die Übungen ebenfalls als die Fünf »Tibeter« bezeichnen.

Ich persönlich bin der Ansicht, daß die Übungen höchstwahrscheinlich tatsächlich aus Tibet stammen. Doch viel wichtiger als ihre Herkunft ist die Tatsache, daß wir mit ihnen über eine einfache Yoga-Methode verfügen, die für jeden, der bereit ist, täglich zehn Minuten dafür zu opfern, von enormem Wert sein kann.

Über die Atmung

In der ersten Ausgabe von Peter Kelders Buch (1939) waren keine Hinweise auf die korrekte Atmung vorhanden. Das ist nicht weiter verwunderlich, wenn man die zu Beginn dieses Jahrhunderts unter Okkultisten und Spiritualisten weitverbreitete Ansicht kennt, daß Uneingeweihten immer nur Teilwahrheiten zugänglich gemacht werden dürfen. Diese Einstellung findet sich in den meisten theosophischen Schriften jener Zeit und auch in den Werken Alice Baileys und anderer spiritueller und okkulter Schriftsteller jener Jahre. Bis zu einem gewissen Grad ist diese Haltung in bestimmten Kreisen auch heute noch anzutreffen.

Während meines umfassenden und ausführlichen Studiums verschiedener Yoga-Methoden habe ich nie Bewegungsübungen kennengelernt, die nicht auch die bewußte Kontrolle des Atems mit einbezogen hätten. Bei allen indischen, tibetischen und chinesischen Yoga-Praktiken, die ich erlernt habe, wurden stets Bewegung und Atmung kombiniert, denn die Atmung spielt bei der Ausübung des Yoga eine wesentliche Rolle.

Gerechtfertigt wird das Zurückhalten von Wissen oft damit, daß Menschen, die nicht durch einen Guru oder Meister eingeweiht werden, sich selbst Schaden zufügen können. Oder, schlimmer noch, sie könnten in die hehren Zirkel der Eingeweihten einbrechen und authentische Techniken stehlen, ohne den Gurus oder selbsternannten Meistern jene unkritische Verehrung zuteil werden zu lassen, die diese nur allzuoft von ihren Jüngern fordern. Daher sagte man sich in diesen Kreisen: Gebt der Öffentlichkeit gerade so viel Informationen über Yoga-Methoden, daß eine gewisse Wirkung erzielt wird, aber reserviert die entscheidenden Einzelheiten für diejenigen, die bereit sind, ihr ganzes Leben einem Guru zu weihen. Eine solche Haltung finde ich unangebracht, wenn nicht gar moralisch verwerflich.

Wenn eine Methode wertvoll und nutzbringend ist, sollte es die Pflicht jedes wahren Lehrers sein, das Wissen darüber vollständig an alle Interessierten weiterzugeben. Ein solches Wissen sollte nicht zurückgehalten und nur jenen Jüngern zugänglich gemacht werden, die sich als „würdig" erwiesen haben. Außerdem birgt auch die Weitergabe der potentesten Yoga-Techniken so gut wie keine Gefahren, da alle Methoden regelmäßig und über längere Zeit praktiziert werden müssen, damit sich ihre tiefgreifenden und dauerhaften Wirkungen entfalten. Selbst den Menschen, die sich aufrichtig bemühen, fällt es schwer, ihre Yoga-Praxis kontinuierlich beizubehalten. Wer nicht ernsthaft bei der Sache ist oder Yoga für persönliche Ziele mißbrauchen möchte, erlebt in aller Regel eine Enttäuschung und hört schon bald mit dem Üben auf. Meist machen nur diejenigen weiter, die Yoga mit einer gesunden Einstellung betreiben. Daher sollte alles Wissen frei zugänglich sein. Alle Methoden sollten offengelegt und nichts sollte zurückgehalten werden. Wer über längere Zeit regelmäßig und achtsam übt, wird davon in hohem Maß profitieren. Diejenigen, die nicht dazu bereit sind, werden ihre Aufmerksamkeit bald anderen Dingen zuwenden.

Die Entwicklung des Yoga

Die umfassenden Systeme des Yoga stammen ursprünglich aus Indien, Tibet und Nepal und sind Tausende von Jahren alt. Im Lauf der Zeit verbreitete sich Yoga auf der ganzen Welt. Heute werden fast überall Yoga-Kurse angeboten. Zur Praxis des Yoga gehören üblicherweise Körperübungen, die Schulung des Atems und Meditation. Für jeden dieser drei Bereiche gibt es buchstäblich Tausende von Methoden, durch die sich blühende Gesundheit, geistige Klarheit und spirituelle Erfüllung erreichen lassen. Zwischen allen Yoga-Systemen gibt es gewisse Ähnlichkeiten, aber auch tiefgreifende Unterschiede. Bei dem von mir praktizierten Yoga handelt es sich zum Beispiel um eine Synthese aus Methoden des tibetischen, chinesischen und des indischen Kundalini-Yoga. Meine Art zu üben ist anstrengend, verlangt eine gute Kondition, und ich atme dabei sehr kraftvoll. Das paßt zu meinem manchmal etwas hitzigen Temperament. Traditionelles Hatha-Yoga hingegen ist besonders für Menschen geeignet, die ein sanfteres Training bevorzugen, mit dem sie ihre Gesundheit verbessern und Streß abbauen können. Jedes Yoga-System hat seine besonderen Vorzüge.

Wie jede andere praktische Methode ist Yoga nicht statisch. Yoga lebt, entwickelt und verändert sich mit der Zeit, abhängig davon, wer es gerade praktiziert und lehrt. Jeder, der sich intensiver mit Yoga beschäftigt, wird dabei schließlich zu seinem ganz individuellen Übungsstil finden. Es kann vorkommen, daß zwei Lehrer exakt die gleiche Methode unterrichten und doch bei einem von beiden der Unterricht viel vitaler, dynamischer und ergiebiger ist. Weil die Yoga-Praxis ganz auf der persönlichen Erfahrung beruht, kann man sie nie unabhängig von dem Menschen sehen, der Yoga übt oder lehrt.

Im Laufe der jahrtausendelangen Entwicklung des Yoga entdeckten seine Anhänger einige Methoden, die wirkungsvoller und gesünder sind als andere. Es gibt viele ausgezeichnete Werke über den Yoga, in denen diese Methoden beschrieben werden. Bei meinen eigenen Studien stützte ich mich sehr stark auf vier traditionelle Texte: den *Siva Samhita*, den *Goraksa Sataka*, den *Hatha Yoga Pradipika* und *Tibetan Yoga and Secret Doctrines* in der englischen Übersetzung von Lama Kazi Dawa Samdup. Obwohl diese Texte mitunter schwer verständlich sind und obwohl sie mit religiösen und kulturellen Hinweisen, Beschreibungen von Zeremonien und bildlichen Darstellungen angefüllt sind, die man zum Verständnis der eigentlichen Yoga-Übungen nicht benötigt, sind sie doch ausgezeichnete Informationsquellen für jeden ernsthaft am Yoga Interessierten. Viele Ideen, die ich in diesem Buch vorstelle, wurden diesen traditionellen Werken entnommen. Jede Methode oder Empfehlung in diesem Buch habe ich selbst über mehrere Jahre hinweg praktiziert und gelehrt. Nur deshalb bin ich in der Lage, mich für ihre Wirksamkeit zu verbürgen.

Yoga kräftigt und inspiriert nicht nur, er macht auch großen Spaß. Yoga-Übungen schärfen die Sinne und steigern die Lebensfreude; sie wirken erfrischend auf Leib und Seele. Das Essen schmeckt besser, Sex macht mehr Spaß, Atmen wird durch Yoga zu einem Vergnügen. Und er fördert unseren Sinn für Humor, denn es ist einfach unmöglich, hingebungsvoll Yoga zu üben und geistige Klarheit anzustreben, ohne sich dabei der witzigen – wenn auch beklagenswerten – Zwickmühle bewußt zu werden, in der wir alle stecken. Wir sind an das Rad des Karma gefesselt, das Jack Kerouac das „Rad des Fleisches" nannte, drehen uns in der Welt unserer privaten Illusionen endlos im Kreis und strengen uns an, einen Blick auf die Wirklichkeit zu erhaschen und ewigen Frieden zu erlangen. Das ist komisch und gleichzeitig zum Verrücktwerden – und manchmal auch traurig. Außerdem ist es das einzige Spiel, das es gibt, und niemand steigt aus, solange er lebt.

Yoga hilft Ihnen, sich den Herausforderungen des Lebens zu stellen. Er bewahrt Sie davor, zum Gefangenen äußerer Umstände zu werden. Er nährt Körper und Geist und führt zu Ausgeglichenheit und Weisheit. Es gibt viele gute Gründe, regelmäßig Yoga zu üben. In diesem Buch stelle ich Ihnen Übungen vor, mit denen Sie Ihren Körper kräftigen, Ihre Gesundheit verbessern, Ihre Energie erhöhen, Ihre Konzentration steigern und die Macht und den Frieden tiefer Meditation kennenlernen können. Dazu ist es nicht erforderlich, daß Sie sich asketischen Torturen unterwerfen oder in die unwirtliche Himalaja-Region pilgern. Die beschriebenen Übungen sind für jeden Menschen uneingeschränkt zugänglich, so wie es alle wahren Lehren sein sollten.

2 Energie, Körper und Geist

Menschen sind fleischgewordene Wesen. Das bedeutet nichts anderes, als daß wir Wesen sind, die in Körpern leben. Zwar sind wir mehr als nur unser Körper, aber im Rahmen des menschlichen Lebens sind wir untrennbar mit ihm verbunden. Es mag ein anderes, körperloses Dasein geben, nachdem wir unsere sterbliche Hülle hinter uns gelassen haben, doch die simpelste und grundlegendste Tatsache unseres Lebens bleibt, daß wir fleischgewordene Wesen sind.

Aus irgendeinem verrückten Grund entgeht vielen Leuten diese simple Tatsache des Menschseins. Ihre Unfähigkeit, den Begrenzungen des Körpers zu entkommen, veranlaßt sie, alles andere regelrecht zu verleugnen. Andererseits vertreten einige „spirituelle" Menschen die Ansicht, daß der Körper nicht besonders wichtig zu nehmen ist. Sie spielen die Bedeutung des Körpers herunter, betrachten ihn manchmal gar als lästigen Hemmschuh für ihre geistigen Höhenflüge und konzentrieren sich darauf, ihren Geist ausschließlich über den Verstand zu entwickeln. Und doch wohnen sie, während sie sich diesen Bemühungen widmen, die ganze Zeit über in einem Körper. Ich frage mich, was sie wohl ohne einen solchen erleben würden? Und was ist mit den unzähligen Milliarden nicht inkarnierter Seelen, die, in einer langen kosmischen Warteschlange aufgereiht, sehnsüchtig darauf warten, einen Körper zugeteilt zu bekommen, mit dem sie in das Spiel einsteigen können?

Auf der Kehrseite dieser Verleugnung des Körpers befinden sich die Reduktionisten, Leute, die verkünden, daß wir nichts als Körper sind, nichts weiter als eine raffinierte Anhäufung von Blut, Haut, Knochen und Haaren. Die Reduktionisten ignorieren das Bewußtsein vollkommen, weil es sich nicht unter dem Mikroskop analysieren läßt. Doch viele wichtige Dinge – zum Beispiel Ideen,

Gefühle, Liebe und Weisheit – lassen sich ebenfalls nicht unter dem Mikroskop analysieren. Heißt das etwa, daß sie nicht existieren? Natürlich nicht. Woher nehmen sie dann die Arroganz, zu glauben, nur mit von Menschen entwickelten diagnostischen Instrumenten bestimmen zu können, was wirklich ist und was nicht? Das halte ich für eine ziemlich verrückte Art zu denken.

In der Mitte zwischen diesen beiden unsinnigen Extremen liegt die offensichtliche Tatsache, daß wir sowohl Körper als auch Geist sind, die unentwirrbar miteinander verflochten sind. Im Licht dieser sehr simplen Erkenntnis können wir das menschliche Energiesystem betrachten.

Das menschliche Energiesystem ist die energetische Trägersubstanz der menschlichen Körper/Geist-Einheit. Es ist ein System innerhalb eines Systems. Es ist nichtphysisch, aber trotzdem so wirklich wie unsere Organe, unsere Gliedmaßen und unser Gesicht. Das menschliche Energiesystem verläuft durch den ganzen Körper und besitzt größere und kleinere Leitungsbahnen. Insofern ähnelt es in Form und Funktion dem Nervensystem. Einen größeren Knotenpunkt im Nervensystem nennt man Plexus; die Entsprechung im menschlichen Energiesystem bildet das Chakra, ein Zentrum, in dem die Energiebahnen zusammenfließen und in dem sich ihre Kraft konzentriert. Während das Nervensystem mit Billionen von Impulsen dafür sorgt, daß der Körper richtig funktioniert, ist das menschliche Energiesystem für die Verbindung zwischen der universellen Quelle aller Intelligenz und dem menschlichen Körper zuständig. Im Gegensatz zum Nervensystem reicht das menschliche Energiesystem jedoch über die Begrenzungen des physischen Körpers hinaus. Die Aura, jene energetische Hülle, die den Körper umgibt und von manchen Menschen gesehen werden kann, ist Bestandteil dieses Energiesystems.

Das menschliche Energiesystem ist ein energetisches Netzwerk, das den ganzen Körper durchdringt. Es versorgt Körper und Geist mit lebenspendender Energie und bildet das energetische Fundament, auf dem der Körper aufgebaut ist. Durch dieses Netzwerk fließt die Lebensenergie.

Ich weiß, daß viele Menschen diese Ausführungen für ein Fantasiegebilde halten. Wenn das menschliche Energiesystem tatsächlich existiert, warum wird es dann nicht von jedermann deutlich wahrgenommen? fragen sie. Die Wahrheit ist, daß wir ständig von der Aktivität des menschlichen Energiesystems profitieren. Doch seine Funktionen sind so vollständig in jeden Aspekt unseres täglichen Lebens integriert, daß wir es meistens überhaupt nicht bemerken. Das ist übrigens typisch für viele wichtige Aspekte unseres Wesens. Die meisten Leute spüren beispielsweise auch ihre Milz nicht oder die Zellen in ihrem Hypothalamus. Dennoch sind diese Teile des Körpers rund um die Uhr unermüdlich damit beschäftigt, unser Immunsystem zu stärken oder unseren Stoffwechsel zu steuern. Bezeichnenderweise bemerken wir nur die Symptome, die auftreten, wenn irgendein Teil des Körpers nicht mehr normal funktioniert.

Obwohl das menschliche Energiesystem ununterbrochen arbeitet und unsere Verbindung zur Quelle allen Lebens und aller Intelligenz aufrechterhält, müssen wir, um es bewußt wahrzunehmen, salopp gesagt unsere Stromspannung erhöhen. Dabei helfen uns Yoga, T'ai chi oder andere Formen der Meditation. Durch die Ausübung solcher Geist/Körper-Übungen läßt sich der Fluß der Lebensenergie im menschlichen Energiesystem stimulieren. Auf diese Weise können wir die Energie, die uns ständig durchströmt, wahrnehmen. Mit der Zeit erreicht man, daß der Energiefluß deutlich erhöht und gleichzeitig auch unsere Fähigkeit, ihn wahrzunehmen, erheblich gesteigert wird. Dann wird das menschliche Energiesystem spürbar, hörbar und sichtbar.

Ich möchte von einem frühen Erlebnis mit meinem eigenen Energiesystem berichten. Im Sommer 1971 war ich ein eifriger Yoga-Novize, las alle guten Bücher über Yoga und Meditation, derer ich habhaft werden konnte, übte verschiedene Yoga-Stellungen und meditierte mindestens zweimal täglich. Vor dem Einschlafen praktizierte ich jeden Abend Nad-Yoga, eine Methode, die im Meditationsteil dieses Buches (Kapitel 9) ausführlich beschrieben wird. Beim Nad-Yoga lauscht man auf einen Energiestrom, der den ganzen Körper durchfließt und den man für gewöhnlich in der Nähe des rechten Ohres hören kann. Jeden Abend übte ich auf die gleiche Weise. Ich legte mich mit ausgestrecktem Körper im Bett auf den Rücken und lauschte aufmerksam diesem Ton. Wenn ich ungefähr eine halbe Stunde geübt hatte, drehte ich mich auf die Seite und schlief ein.

Eines Abends legte ich mich wie üblich ins Bett und fing an, in mich hineinzuhorchen. Zunächst bemerkte ich nichts Ungewöhnliches; doch dann nahm die Lautstärke plötzlich stark zu, so wie ein Sinfonieorchester aus der Ferne wie ein einziges leises Instrument klingt, dann aber – wenn man sich ihm nähert – an Lautstärke zunimmt, so daß man die einzelnen Instrumente unterscheiden kann. Statt eines leisen Brummens oder Summens hörte ich Dutzende verschiedene Klänge, von denen jeder einzelne immer lauter und klarer wurde. Während Lautstärke und Differenziertheit dieses Klangstroms stetig zunahmen, bemerkte ich in meinem ganzen Körper ein sanftes Vibrieren, als ob alle Moleküle aus einem tiefen Schlaf erwacht waren und nun zu tanzen begannen. Je intensiver die Töne wurden, desto intensiver wurde auch das Vibrieren in meinem Körper.

Nachdem Klänge und körperliche Empfindungen mehrere Minuten lang stetig zugenommen hatten, intensivierte sich die ganze Erfahrung dramatisch. Der Klangstrom toste plötzlich so laut von meinen Füßen bis in meinen Kopf hinein, als ob ein Zug durch mein Schlafzimmer rasen würde. Meine körperliche Empfindung wandelte sich von einem sanften Vibrieren zu einem heftigen Schütteln; jede Zelle schien vor Energie zu brodeln. Durch meine Wirbelsäule begann ein mächtiger Strom zu fließen. Ich fühlte mich wie ein Rohr, durch das eine rasende Energieflut tost. Der brüllende Lärm und die intensiven Empfindungen wurden von einem eindrucksvollen Farbenspiel begleitet. Leuchtende goldene, gelbe, rote, blaue, purpurne und silberne Kaskaden schossen klar sichtbar für mein inneres Auge durch meinen Körper. Es war, als würde in meinem Inneren die wildeste chinesische Neujahrsfeier aller Zeiten veranstaltet, deren krönender Abschluß ein spektakuläres Feuerwerk bildete.

Nach ein paar atemberaubenden Minuten verebbten Klänge, Empfindungen, Licht und Farben allmählich. Ich war in Hochstimmung, fühlte mich ekstatisch und außergewöhnlich lebendig.

Das war meine erste Bekanntschaft mit dem menschlichen Energiesystem. Zum erstenmal hatte ich jene mächtigen energetischen Kräfte kennengelernt, die in uns am Werk sind; zum erstenmal hatte ich die Erfahrung gemacht, daß man durch Yoga-Übungen Zugang zu diesen Kräften erhalten kann. Ich möchte ausdrücklich betonen, daß dieses Erlebnis nicht durch Drogen irgendwelcher Art ausgelöst wurde und daß ich vor diesem Abend schon seit langer Zeit keine bewußtseinsverändernden Substanzen eingenommen hatte. Alles, was geschah, entstand ausschließlich aus dem korrekten Üben einer bestimmten Yoga-Methode.

Ich erzähle Ihnen diese Geschichte nicht, um Sie zu beeindrucken. Vielmehr möchte ich deutlich machen, daß ich nicht von subtilen, kaum wahrnehmbaren Empfindungen spreche, wenn ich sage, daß auch Sie lernen können, Ihr eigenes Energiesystem zu spüren, zu hören und zu sehen. Das menschliche Energiesystem ist ein Grenzbereich von gewaltigen Ausmaßen, eine Landschaft, die von fantastischen Energien, von Klang und Licht erfüllt ist. Es ist die Spielwiese von Mystikern und Yogis. Reisen in diesen Bereich können aufregend und faszinierend, manchmal aber auch furchterregend sein. Durch die Praxis des Yoga können Sie nicht nur außergewöhnliche Erfahrungen machen, die sonst nur durch die Einnahme starker psychedelischer Drogen möglich sind, sondern auch lernen, den Energiefluß bis zu einem gewissen Grad zu kontrollieren. Es lohnt sich, auf dieses Ziel hinzuarbeiten.

Denken Sie einmal darüber nach, wie viele Ziele Ihnen unerreichbar scheinen, bis Sie anfangen, ernsthaft an ihrer Verwirklichung zu arbeiten. Ein unsportlicher Mensch empfindet zum Beispiel einen Dauerlauf von einem Kilometer als eine Zumutung. Doch mit entsprechender Übung kann er nach einiger Zeit mühelos acht Kilometer laufen. Übung macht das Unerreichbare oft erreichbar. Genauso verhält es sich mit dem Notenlesen. Zunächst wirkt ein Notenblatt wie eine unverständliche Aneinanderreihung von bizarren Hieroglyphen. Doch wenn man sich mit diesen Symbolen vertraut gemacht hat, kann man die Musik auf dem Notenblatt förmlich „hören“. Oder denken Sie an die Meditation. Anfangs kann das Meditieren eine frustrierende Erfahrung sein, da im Kopf ständig ein Bienenschwarm aus Gedanken umherschwirrt. Innere Ruhe ist zunächst nichts weiter als ein frommer Wunsch. Doch mit entsprechender Übung kann man lernen, die Gedanken zur Ruhe kommen zu lassen, so daß Meditation zu einem Eintauchen in den klaren, hellen See des reinen Geistes wird. Aber um dieses und jedes andere Ziel zu erreichen, bedarf es der Übung.

Das menschliche Energiesystem arbeitet in zwei Richtungen. Einerseits ist es das System, durch das die universelle Energie und kosmische Intelligenz uns Leben einhauchen und uns nähren. Andererseits ist es der Weg, der zu einer Energie und Intelligenz von gewaltigen Ausmaßen führt, die weit über unsere körperlichen Bedürfnisse und unser intellektuelles Auffassungsvermögen hinausgehen, eine Art Autobahn zur Unendlichkeit. Mit dem menschlichen Energiesystem können Sie auf spielerische Weise so vertraut werden, daß Sie Ihren Geist und Ihre Sinne bewußt an den Energiestrom anschließen können. Mit der Zeit können Sie lernen, sich von diesem Energiefluß aus Ihrem eigenen Körper/Geist hinaustragen zu lassen. Das nenne ich gerne „auf dem Strom reiten". Und das ist seit Anbeginn der Zeit das Ziel von Weisen, Yogis und Mystikern gewesen, auch wenn sie dieser Erfahrung unterschiedliche Namen gegeben haben.

Solange Sie nur über das menschliche Energiesystem reden oder etwas darüber lesen, wird es für Sie nicht greifbar sein und daher abstrakt bleiben. Mit Hilfe der in diesem Buch beschriebenen Methoden können Sie jedoch echte Erfahrungen mit Ihrem Energiesystem machen. Das bietet Ihnen die Gelegenheit, die intelligente Lebenskraft, die in Ihnen fließt, ausführlich zu erkunden.

3
Die Chakren

Wie bereits im vorigen Kapitel erwähnt, sammeln sich die Kräfte, die durch das Energiesystem des Menschen fließen, in den Chakren, die man als Wirbel konzentrierter Energie bezeichnen könnte. Zwar gibt es innerhalb des Körper/Geist-Systems viele Stellen, an denen sich Energie konzentriert, zum Beispiel an den verschiedenen Akupunkturpunkten, doch die sieben Chakren sind die wichtigsten Energiezentren. Von dort aus wird die Energie im gesamten menschlichen Energiesystem verteilt. Die Chakren liegen entlang der Wirbelsäule, und jedes von ihnen steht in Beziehung zu bestimmten Organen, Drüsen und Nervengeflechten. Außerdem wird jedes Chakra mit gewissen Bewußtseinszuständen assoziiert.

Die sieben Chakren wirken zusammen, genau wie dies die Organe, Drüsen, Nerven und anderen Systeme des Körpers tun. Wie die physischen Körperteile können auch die Chakren schwach oder stark, im Gleichgewicht oder Ungleichgewicht sein. So wie eine Massage schmerzende Muskeln lockern oder die richtige Nahrung die Drüsenfunktionen anregen kann, lassen sich die Chakren durch energetische Übungen wie die Fünf »Tibeter« beeinflussen. Wir üben die Fünf »Tibeter«, um die Chakren zu stimulieren, so daß sie optimal funktionieren und miteinander im Gleichgewicht sind.

Aber welchen Nutzen soll es haben, ein optimales Funktionieren der Chakren anzustreben? Die Antwort ist einfach: Wenn das menschliche Energiesystem reibungslos funktioniert, sind Körper und Geist gesund, vital und ausgeglichen. Die Pflege der Chakren ist kein vager mystischer Hokuspokus, denn das Funktionieren der Chakren beeinflußt alle Bereiche unseres Seins; von ihrem Zustand hängt es ab, wie wir unser Leben erfahren.

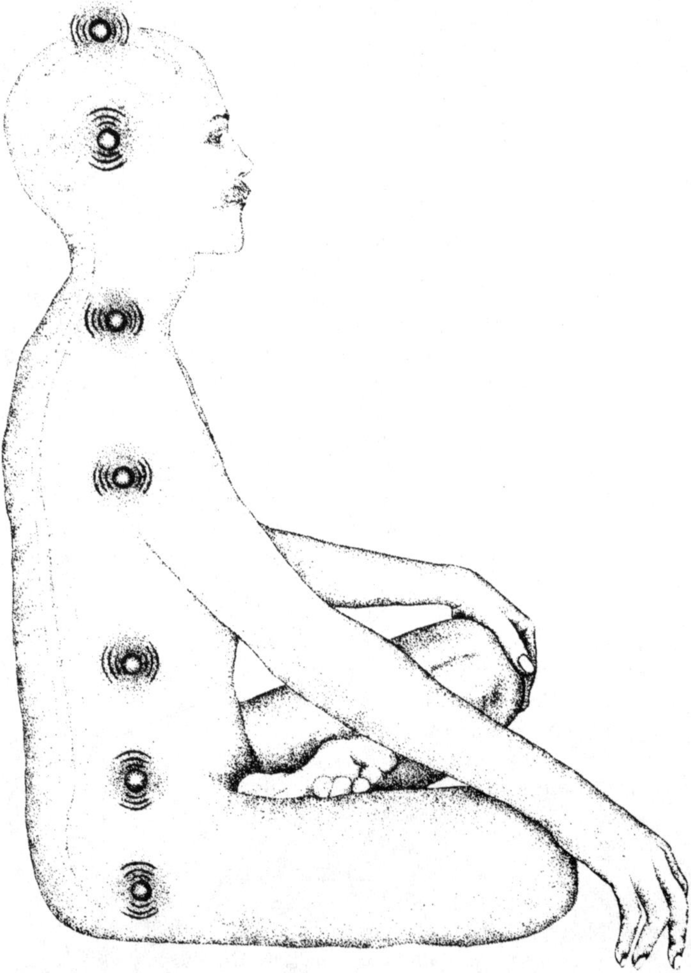

Die sieben Chakren –
Wirbel konzentrierter Kraft im menschlichen Energiesystem

Die drei primären Energiekanäle

Die sieben Chakren befinden sich entlang der Wirbelsäule und sind durch drei Hauptenergiekanäle miteinander verbunden, die im Sanskrit „Ida“, „Pingala“ und „Sushumna“ genannt werden. Normalerweise vermeide ich es, Sanskrit-Bezeichnungen zu verwenden, weil nur wenige Menschen diese uralte Sprache beherrschen, doch mir sind einfach keine anderen Namen für diese drei Kanäle bekannt; belassen wir es daher ausnahmsweise beim Sanskrit.

Die Kanäle verlaufen vom unteren Ende der Wirbelsäule bis hinauf zur höchsten Stelle des Kopfes. Durch sie wird Energie von einem Chakra zum anderen transportiert. Sushumna, der zentrale Kanal, stellt die energetische Entsprechung zur Wirbelsäule dar und ist der wichtigste Kanal für den gesamten Energiefluß im menschlichen Energiesystem. Durch ihn fließt der größte Teil der Energie zwischen Steißbein und Scheitel. Die Kundalini-Energie fließt durch den Sushumna und erleuchtet Körper und Geist. (Mehr über die Kundalini-Energie erfahren Sie im nächsten Kapitel.)

Der Ursprung des Sushumna und der beiden anderen Hauptenergiekanäle, Ida und Pingala, befindet sich am unteren Ende der Wirbelsäule, am Sitz des ersten Chakras. Ida verläuft links neben dem zentralen Kanal, Pingala rechts von ihm. Diese beiden Kanäle führen nach oben und verbinden sich in jedem Chakra miteinander. Ihr physisches Gegenstück sind die entlang der Wirbelsäule verlaufenden Ketten von Nervenknoten. Ida ist mit dem linken Nasenloch verbunden, Pingala mit dem rechten. Ida wird mit dem Mond, Pingala mit der Sonne assoziiert. Es ist bemerkenswert, daß es sich beim Äskulapstab, dem Wahrzeichen der ärztlichen Kunst, um eine Darstellung dieser drei Energiekanäle handelt. Der Äskulapstab, ein Stab, um den sich zwei Schlangen winden, mit einem Flügelpaar an der Spitze, symbolisiert den Aufstieg des Bewußtseins von den unteren Chakren zu den höheren. Die Flügel am oberen Ende des Stabes versinnbildlichen das „dritte Auge“, auch „Auge der Weisheit“ oder „Auge der Offenbarung“ genannt.

Die Fünf »Tibeter« helfen, die lunaren und solaren Kräfte von Ida und Pingala ins Gleichgewicht zu bringen, und fördern einen gleichmäßigen, starken Energiefluß im Sushumna, dem zentralen Kanal. Jede der Übungen stimuliert verschiedene Nervenknoten, Nervengeflechte und Drüsen, die sich entlang der Wirbelsäule befinden, und auch die Wirbelsäule selbst. Die Stimulierung der Muskeln und Nerven durch die Fünf »Tibeter« bewirkt eine Steigerung der energetischen Aktivität in den Nervenbahnen entlang der Wirbelsäule und in den Energiekanälen. Im Laufe der Zeit kommt es zu einer energetischen Aufladung des Körper/Geist-Systems. Dann fällt nicht nur das Üben der Fünf »Tibeter« immer leichter, es kommt auch zu einer deutlichen Verstärkung der verfügbaren Energie. Sie fließt ungehindert durch den Sushumna, weil Energieblockaden nach und nach aufgelöst werden. Durch diese energetischen Veränderungen verbessern sich körperliche Gesundheit und Vitalität, der Geist wird wacher, und es fällt dem Übenden zunehmend leichter, tiefe meditative Zustände zu erreichen.

Die sieben Chakren

Das erste Chakra

Das erste Chakra befindet sich am unteren Ende der Wirbelsäule am Damm, dem Bereich zwischen After und Geschlechtsorganen. Die Energie, die durch dieses Zentrum fließt, ist schwer, vital und kraftvoll. Dieses Chakra steht mit den grundlegendsten Aspekten des menschlichen Überlebens in Verbindung. Der Selbsterhaltungstrieb ist in unserer genetischen Struktur verwurzelt und stellt die Grundlage unseres Bewußtseins dar. Der stammesgeschichtlich älteste Teil des menschlichen Gehirns, das Stammhirn, dient vor allem der Selbsterhaltung. Das erste Chakra beeinflußt das Energiesystem auf die gleiche Weise, wie das Stammhirn den Körper steuert. Da sich das erste Chakra an der Basis der Wirbelsäule befindet, liegt es auch allen Bewußtseinszuständen zugrunde.

Die wichtigsten Funktionen des ersten Chakras: Selbsterhaltung, Macht, Versorgung des Körpers mit Lebensenergie, Ausscheidung
Zugeordnete Organe: Dickdarm, Mastdarm

Zugeordnete Drüsen: Keimdrüsen (Gonaden)
Assoziierte Nerven: Steißbein- und Sakralnerven
Sanskrit-Name: Muladhara

Das zweite Chakra

Das zweite Chakra liegt in der Nähe der Geschlechtsorgane an der Wirbelsäule und wird in erster Linie mit der Schöpferkraft assoziiert. Kreativität manifestiert sich auf viele Arten und liegt vielen Aktivitäten zugrunde. Da die Fortpflanzung der grundlegendste Akt der menschlichen Schöpferkraft ist, ist das zweite Chakra dementsprechend das Zentrum der sexuellen Energie, der Fortpflanzung und Regeneration. Jedem Akt des individuellen Ausdrucks liegt sexuelle Energie zugrunde. Sex ist eine schöpferische Kraft, die weit über die eigentliche sexuelle Aktivität hinaus unser Denken und Fühlen, unser Verhalten und unsere Kleidung beeinflußt. Sexuelle Energie durchdringt die Kunst, Musik und Mode, sogar die Architektur und das Automobildesign. Sie ist eine allgegenwärtige Macht.

Der sexuelle Orgasmus ist nicht nur eine biologisch befriedigende, sondern ebenso eine transzendente Erfahrung. Wir messen dem sexuellen Orgasmus deshalb eine so große Bedeutung bei, weil wir dabei – wenn auch nur für kurze Zeit – ein Gefühl der Zeitlosigkeit erleben. Die gleiche zeitlose Hingabe tritt bei mystischen Zuständen und in schamanistischen Ritualen auf. Das zweite Chakra ist ein äußerst aktives Zentrum, dessen Energie praktisch unser gesamtes Handeln durchdringt. Es spielt bei der Entfaltung unserer Kreativität eine entscheidende Rolle und ist für das Erreichen höherer ekstatischer Zustände von fundamentaler Bedeutung.

Die wichtigsten Funktionen des zweiten Chakras: Kreativität, Fortpflanzung, sexuelle Funktionen, Erhöhung der Vitalität
Zugeordnete Organe: Dickdarm, Blase, Nieren und Geschlechtsorgane
Zugeordnete Drüsen: Nebennieren
Assoziierte Nerven: Prostatanerven (beim Mann) und Uterovaginalnerven (bei der Frau)
Sanskrit-Name: Svadhisthana

Das dritte Chakra

Das hinter dem Solarplexus liegende dritte Chakra ist das Zentrum des individuellen Selbst. Über die grundlegenden Bedürfnisse des Überlebens und der Arterhaltung hinaus entwickelt der Mensch durch die Ausbildung seines Bewußtseins ein Gefühl für die Einmaligkeit seiner persönlichen Existenz. Das dritte Chakra ist die Quelle der individuellen Ausprägung des Bewußtseins. Es ist das Zentrum der persönlichen Macht und der Sitz des Willens. Das dritte Chakra liefert die Energie für das Durchsetzungsvermögen, das Verfolgen persönlicher Ziele und die Entwicklung individueller Kraft. Es befähigt uns, uns den Herausforderungen des weltlichen Lebens zu stellen. Dieses Zentrum kann außerordentlich stark sein und gilt als Ursprung des Charismas eines Menschen.

Die wichtigsten Funktionen des dritten Chakras: Willenskraft, Entwicklung persönlicher Macht, Verdauung und Aufnahme von Nährstoffen
Zugeordnete Organe: Leber, Milz, Magen und Dünndarm
Zugeordnete Drüse: Bauchspeicheldrüse
Assoziierte Nerven: Solarplexus
Sanskrit-Name: Manipura

Das vierte Chakra

Das vierte Chakra liegt an der Wirbelsäule auf der Höhe des Brustbeins und wird als Zentrum der Liebe und des Mitgefühls angesehen. Im vierten Chakra überschreitet das menschliche Bewußtsein die Ichbezogenheit und erkennt seine Verbundenheit mit der Welt. Das vierte Chakra liegt in der Mitte zwischen den drei unteren und den drei oberen Chakren und markiert so den Übergang von der niederen zur höheren Bewußtheit. Die Energie dieses Zentrums ist nicht mehr nur auf das persönliche Überleben, sondern auf das Wohlergehen aller ausgerichtet. Um Zugang zu höheren Bereichen der Kreativität und Bewußtheit zu erlangen, muß der Mensch bewußt durch das vierte Chakra „hindurchgehen".

Die wichtigsten Funktionen des vierten Chakras: Liebe, Mitgefühl, Herz-, Lungen- und Bronchialfunktionen

Zugeordnete Organe: Herz und Lunge
Zugeordnete Drüse: Thymusdrüse
Assoziierte Nerven: Herznerven
Sanskrit-Name: Anahata

Das fünfte Chakra

Das fünfte Chakra befindet sich unmittelbar hinter der Kehle an der Wirbelsäule. Durch dieses Chakra fließen die Energien der höheren Kommunikationsformen, der Kreativität und des Ausdrucks. Die Stärke dieses Chakras spielt vor allem beim Sprechen, das die wohl wichtigste aller menschlichen Kommunikationsformen ist, eine große Rolle. Ein Mensch, bei dem dieses Chakra gut entwickelt ist, kann mit großer Intensität und Überzeugungskraft sprechen. Bei allen kreativen Tätigkeiten bringen wir etwas zum Ausdruck, das tief aus unserem Inneren kommt. Wenn das fünfte Chakra stark ist, kann eine solche Form des kreativen Ausdrucks dramatisch, machtvoll und tief bewegend sein. Dieses Chakra ist so stark, daß seine Kraft uns regelrecht in ihren Bann schlagen kann.

Die wichtigsten Funktionen des fünften Chakras: Höhere Ebenen der Kreativität und Kommunikation
Zugeordnete Organe: Stimmbänder
Zugeordnete Drüse: Schilddrüse
Assoziierte Nerven: Rachennerven
Sanskrit-Name: Vishuddha

Das sechste Chakra

Das sechste Chakra befindet sich gleich hinter der Nasenwurzel, zwischen den Augenbrauen, im Zentrum des Kopfes. Es wird auch „drittes Auge" oder „Auge der Weisheit" genannt und gilt als Sitz der höheren Intelligenz und der übersinnlichen Wahrnehmung. Das dritte Auge ist das Zentrum der Erkenntnis, einer inneren, von Weisheit gelenkten Schau und eines tiefen Verständnisses für die subtilen Kräfte, die ständig am Werk sind. Wenn das dritte Auge „geöffnet" ist, kann ein Mensch Vergangenheit, Gegenwart und Zukunft klar überschauen. Menschen mit dieser außergewöhnlichen Gabe sind die wenigen echten Hellseher. Die mit dem sechsten Chakra verbundene höhere Intelligenz ist allumfassend und einfühlsam. Ein offenes drittes Auge ermöglicht es, positive und fruchtbare Ziele mühelos zu erreichen.

Die wichtigsten Funktionen des sechsten Chakras: Höhere Ebenen der Intelligenz, Hellsichtigkeit, Erkenntnis, Verfeinerung des Gehörsinns
Zugeordnetes Organ: Gehirn
Zugeordnete Drüse: Hirnanhangdrüse
Assoziierte Nerven: Hirnnerven
Sanskrit-Name: Ajna

Das siebte Chakra

Das siebte Chakra befindet sich an der höchsten Stelle des Kopfes und ist das Zentrum des kosmischen Bewußtseins, eines Zustands absoluter Bewußtheit und vollkommenen Einsseins mit der primären Schöpferkraft des Universums. In diesem Zustand erfährt man uneingeschränkte und totale Erfüllung. Er ist die Verkörperung absoluter Freiheit, Weisheit, Energie, Erkenntnis und Freude. Wenn das siebte Chakra erwacht ist, erkennt man, daß das kosmische Bewußtsein der natürliche Zustand des Menschen ist. Ein solches Erwachen ist in der Regel das Ergebnis intensiver innerer Läuterung und langer spiritueller Arbeit; da jedoch kosmisches Bewußtsein oder Erleuchtung jenseits des intellektuellen Auffassungsvermögens liegen, lassen sich keine festen Regeln aufstellen, wie dieser Zustand erreicht werden kann. Erleuchtung kann mit dem Verstand nicht begriffen werden, sondern läßt sich nur durch unmittelbares Erleben erfahren.

Die wichtigsten Funktionen des siebten Chakras: Kosmisches Bewußtsein
Zugeordnetes Organ: Gehirn
Zugeordnete Drüse: Zirbeldrüse
Assoziierte Nerven: Hirnnerven
Sanskrit-Name: Sahasrara

Die Psychologie der Chakren

Die Chakren existieren innerhalb des menschlichen Energiesystems und erzeugen in jedem Individuum ein einzigartiges Gleichgewicht zwischen einer Vielzahl unterschiedlicher Einflüsse, vom Selbsterhaltungstrieb bis hin zu einem gewaltig erweiterten Bewußtsein. Man kann die Chakren daher auch als ein Modell zur Selbstbetrachtung und -erkenntnis nutzen. Anhand unserer Gedanken, Neigungen, Wahrnehmungen, Wünsche und Handlungsweisen können wir ziemlich genau feststellen, welche Chakren in uns dominieren. Außerdem können wir erkennen, welche Aspekte unserer Persönlichkeit wir entwickeln müssen, um den latent in uns vorhandenen Kräften besser Ausdruck zu verleihen.

Ein Mensch, der beispielsweise außergewöhnlich ehrgeizig ist und jede Chance nutzt, persönlich voranzukommen, und dabei kaum einen Blick für andere Dinge hat, wird sehr stark von seinem dritten Chakra beeinflußt. Ein starkes drittes Chakra zu besitzen ist in keiner Weise negativ zu bewerten, denn es ist gut und wichtig, auf das eigene Wohl bedacht zu sein. Doch es kann furchtbar einengend wirken, wenn nicht auch noch andere Einflüsse wirksam sind. Für einen solchen Menschen wäre der Dienst am Nächsten ein äußerst wirkungsvoller Weg, einen harmonischeren Geisteszustand und einen besseren Ausgleich zwischen den Chakren zu erreichen. Daran ist überhaupt nichts Mystisches oder Esoterisches. Wenn Sie zu selbstbezogen sind, wird es Ihre Aufmerksamkeit und Energie in neue Bahnen lenken, wenn Sie bewußt etwas für andere tun. Im Gegensatz dazu wird ein Philanthrop, ein Mensch, der sich in erster Linie dem Wohlergehen anderer widmet, höchstwahrscheinlich vom vierten Chakra dominiert.

Ein Mensch, der von Einflüssen aus den unteren Chakren beherrscht wird, kann dennoch auch von höheren Zentren beeinflußt werden. Es gibt viele machtbesessene Gurus, deren übersinnliche Fähigkeiten auf eine gewisse Aktivität ihrer höheren Chakren hinweisen, die aber grundsätzlich von der Ebene der unteren Chakren her handeln. Sie benutzen ihre besonderen Kräfte, um zu betrügen und andere Menschen zu beherrschen. Lassen Sie sich nicht täuschen: Übersinnliche Fähigkeiten sind noch kein Beweis dafür, daß ein Mensch eine integrierte Persönlichkeit besitzt und sein Handeln von den höheren Chakren bestimmt wird. Es ist wichtig, nicht vor Ehrfurcht zu erstarren, wenn jemand übersinnliche Fähigkeiten zur Schau stellt. Sehen Sie sich immer den ganzen Menschen an. Oder, wie eine alte Zen-Weisheit besagt: „Achtet auf das Offensichtliche." Wenn die übersinnlich begabte Person liebenswert, freundlich und hilfsbereit ist und dabei nur wenig oder gar nicht an ihren persönlichen Vorteil denkt, ist die Wahrscheinlichkeit viel größer, daß Sie es wirklich mit einem integren und ausgewogenen Menschen zu tun haben. Doch nehmen Sie sich genügend Zeit, um das herauszufinden. Glauben Sie nicht, daß jemand weise und Ihnen wohlgesonnen ist, nur weil er einen Turban trägt, einen exotischen Akzent hat und für ein paar Mark Mantras ausspuckt.

Die Psychologie der Chakren ist ein wertvolles Hilfsmittel, um sich selbst besser kennenzulernen. Wenn wir uns ehrlich anschauen, welche Einflüsse in uns wirken, können wir in den Bereichen arbeiten, in denen wir Defizite haben oder Einflüssen unterworfen sind, die so stark geworden sind, daß sie uns schaden. Wenn Sie sich unermüdlich um das Wohl anderer Menschen kümmern (starker Einfluß des vierten Chakras) und dabei Ihr persönliches Wohlergehen gefährden, weil Sie Ihre eigenen Bedürfnisse völlig vernachlässigen, sollten Sie als Ausgleich Ihren Selbsterhaltungstrieb stärken. Denn schließlich können Sie anderen Menschen nur dann wirklich helfen, wenn Sie selbst lebendig und wohlauf sind. Sonst wird Ihr Dienst am Nächsten notgedrungen von kurzer Dauer sein.

Wenn Sie sich ein harmonisches Leben wünschen, aber so sexbesessen sind (starker Einfluß des zweiten Chakras), daß Sie die meiste Zeit über vergeblich versuchen, unerfüllbare sexuelle Bedürfnisse zu befriedigen, kann es hilfreich sein, die eigene Selbstbezogenheit durch irgendeine Form von sozialem Engagement zu transzendieren.

Es gibt spirituelle Traumtänzer, die völlig entrückt in ihrer eigenen kleinen ätherischen Welt leben (höchstwahrscheinlich eine Dominanz des dritten Auges) und jeden Bezug zur Realität verloren haben. Bei dieser Art von Unausgewogenheit der Chakren sind körperliche Aktivitäten sehr hilfreich, aber auch anspruchsvolle intellektuelle Tätigkeiten.

Die im neunten Kapitel beschriebene Chakra-Meditation kann bei der Harmonisierung der Chakren wertvolle Dienste leisten. Aber Meditation allein genügt nicht. Selbstanalyse ist gleichfalls von großem Wert und aktives Handeln unverzichtbar. Wenn Sie beispielsweise wieder festeren Boden unter den Füßen spüren möchten, statt ständig in den Wolken zu schweben, kann Ihnen die Chakra-Meditation dabei helfen. Zusätzlich zu dieser Meditation sollten Sie sich jedoch auch körperlichen und intellektuellen Aktivitäten widmen, die Ihren ganzen psychischen und physischen Einsatz erfordern. Wenn Sie extrem egozentrisch und übertrieben ehrgeizig sind und Ihre Beziehung zu anderen Menschen verbessern möchten, kann Meditation Ihnen dabei helfen. Doch spürbare Veränderungen in Ihrem Leben werden sich erst einstellen, wenn Sie anfangen, sich bewußt für andere einzusetzen. Mit anderen Worten: Chakra-Meditation ist kein Allheilmittel für übertriebenen persönlichen Ehrgeiz. Sie hilft nur, wenn sie mit Selbstkritik einhergeht sowie mit der Bereitschaft, das eigene Verhalten zu ändern.

Unausgewogenheiten zwischen den Chakren existieren in endlosen Varianten, und fast jeder Mensch ist auf die eine oder andere Weise unausgeglichen. Die Einflüsse der Chakren durchdringen Körper und Geist; sie können überwältigend sein, weil sie in allen Bereichen des Lebens wirksam sind. Oft sind außerordentliche Anstrengungen nötig, um ein stärkeres inneres Gleichgewicht zu erlangen. Zudem fällt es uns Menschen ohnehin schwer, uns die Wahrheit über uns selbst einzugestehen, da wir dazu neigen, uns etwas vorzumachen. Das Erlangen des inneren Gleichgewichts ist daher nur selten einfach. Es ist eine Herausforderung, die Charakterstärke, große Vitalität, Vertrauen in die Kraft des Bewußtseins und jene Klarheit des Geistes erfordert, die aus einer regelmäßigen Meditationspraxis erwächst. Nichtsdestoweniger kann eine Untersuchung der eigenen Chakren, gepaart mit einer ehrlichen Selbstanalyse, ein aufschlußreicher Schritt auf dem Weg zu innerem Gleichgewicht und Harmonie sein.

4
Die Kundalini

Im Bereich des Yoga wird nichts so sehr mißverstanden, angestrebt, schlechtgemacht, verunglimpft, verehrt, gefürchtet und falsch dargestellt wie die Kundalini, jene lebenspendende Urenergie, die Gopi Krishna „den Sitz aller Genialität" nennt.

Das menschliche Energiesystem ist der Schaltkreis, durch den die Lebensenergie zirkuliert. Diese Energie hat viele Namen, unter anderem „Chi", „Ki", „Bioenergie" oder wie im *Krieg der Sterne* „die Macht". Welche Bezeichnung verwendet wird, hängt von Kultur und Überlieferung ab, von der Herkunft des jeweiligen Lehrers und seiner Sprache, doch immer ist die gleiche energetische Kraft gemeint. Ich bevorzuge die Bezeichnung „Kundalini", weil die Philosophie des Yoga diese Kraft genauer und umfassender beschreibt als alle anderen mir bekannten.

Das Wort „Kundalini" ruft häufig Neugierde, aber auch Angst und Mißtrauen hervor. Es wird oft fehlinterpretiert, weil in der sensationslüsternen Literatur die düsteren und exotischen Aspekte dieser Kraft überbetont, ihre positiven Grundlagen jedoch außer acht gelassen werden. Kundalini ist die primäre Lebenskraft in uns, die ursprüngliche Triebkraft der Evolution, ein im menschlichen Körper wohnender kleiner Teil des Absoluten. Kundalini wird manchmal auch als Schlangenkraft bezeichnet und auf Bildern als Schlange dargestellt, die zusammengerollt am unteren Ende der Wirbelsäule liegt.

Tatsächlich ist die Kundalini aber eine Kraft, die im menschlichen Gehirn zu Hause ist und die die Chakren aktiviert; man nimmt sie aber normalerweise zuerst am unteren Ende der Wirbelsäule wahr, im ersten Chakra. Im *Siva Samhita* wird das in den Worten Shivas so beschrieben: „Von der Basis oder Wurzel des Gaumens führt der Sushumna abwärts, bis er das Muladhara [das erste Chakra] und das Perineum erreicht ..." (Vers 121). In Vers 124 heißt es: „Diese Höhlung des Sushumna beherbergt als innere Kraft die Kundalini." Die Kundalini ist keine mystische Schlange; sie ist die ursprüngliche psychobiologische Kraft, jene Energie, die Körper und Geist animiert, nährt und antreibt.

Die Kundalini ist ständig aktiv. Sie hält das menschliche Energiesystem in Gang und bewirkt, daß die Lebensenergie unaufhörlich in uns zirkuliert. Bei den meisten Menschen ist die Aktivität der Kundalini minimal, wenn sie auch zu einem gewissen Grad immer in uns wirksam ist. Vergleicht man die Kundalini mit fließendem Wasser, so tropft bei den meisten Menschen nur ein ärmliches Rinnsal aus einem Rasensprenger, während die volle Kraft der Kundalini den gewaltigen Wassermassen der Niagarafälle entspricht. Das volle Potential der Kundalini ist unermeßlich und unvorstellbar.

Durch regelmäßige Ausübung des Yoga werden die Kanäle des menschlichen Energiesystems gestärkt und der Körper auf einen erhöhten Fluß der Kundalini vorbereitet. Durch Meditation, geistige Sammlung und Konzentration wird die Aktivität der Kundalini stimuliert. Und durch Yoga werden der Körper und die Energiekanäle so gestärkt, daß sie diesen stärkeren Fluß der Kundalini aushalten können. Dies ist natürlich nur eine vereinfachte Darstellung des Prozesses.

Die Erweckung der Kundalini-Energie läuft auf unterschiedliche Weise ab. Sie kann allmählich, fast unmerklich über einen längeren Zeitraum hinweg geschehen, wobei Energie und geistige Klarheit langsam, aber stetig zunehmen. Es können aber auch Phasen eintreten, in denen man auffällige Phänomene in sich wahrnimmt, zum Beispiel warme Energieströme, die entlang der Wirbelsäule nach oben steigen. Solche Empfindungen kommen bei Menschen, die Yoga und Meditation praktizieren, regelmäßig vor. Aber die Kundalini kann auch plötzlich und ohne Warnung erwachen, mit einer Intensität, die den Betroffenen völlig überwältigt. Die Energie kann wie ein Blitz unter intensiver Hitzeentwicklung die Wirbelsäule hinaufschießen und die Chakren regelrecht aufsprengen, so wie eine Ladung Dynamit Erde aus einer Höhle hinausschleudert. Solche Erfahrungen können erschreckend und verwirrend sein. Auf ihnen beruhen die unheimlichen Geschichten, die über die Kundalini im Umlauf sind.

Wenn Sie regelmäßig und konzentriert Yoga und Meditation üben, bereiten Sie sich damit relativ gut auf einen verstärkten Fluß der Kundalini vor. Ich sage „relativ gut", weil Sie nie völlig darauf vorbereitet sein können, etwas so Gewaltiges wie die Kundalini-Kraft zu empfangen. Das kann selbst die stärksten und bestgeschulten Menschen überraschen und überwältigen. Wenn die Kundalini machtvoll in Ihnen aufsteigt, können Sie nur eines tun: sich dieser Erfahrung ganz hingeben. Kämpfen Sie nicht dagegen an, denn die Kundalini ist stärker als alles, was Ihnen bisher begegnet sein dürfte.

Die Erweckung der Kundalini ist ein Vorgang mit vielen Unwägbarkeiten. Sie können sich zwar das volle Erwachen der Kundalini-Energie zum Ziel setzen, doch wie und wann das geschieht, läßt sich letzten Endes nicht steuern. Da die Kundalini die primäre psychobiologische Kraft ist, hat fast jeder Mensch Erfahrungen mit ihr gemacht, meist in Augenblicken plötzlicher Eingebung oder während des Orgasmus. Wenn man während des Orgasmus glaubt, ins Leere zu fallen, die Kontrolle zu verlieren und von einer Welle der Ekstase erfaßt wird, handelt es sich dabei um eine sexuelle Kundalini-Erfahrung. In Augenblicken tiefer Ergriffenheit, wenn einem die Welt besonders wunderbar und reich erscheint, ist ebenfalls die Kundalini im Spiel.

Durch Übung können Sie Ihre Empfänglichkeit für die Kundalini steigern und sie zugleich stimulieren. Mit Hilfe der Fünf »Tibeter« und der in Kapitel 9 beschriebenen Meditationstechniken ist das gefahrlos möglich. Die Chakren und Energiekanäle werden durch diese Übungen aktiviert und belebt. Sie öffnen sich allmählich, so daß langsam immer mehr Kundalini-Energie durch sie zirkulieren kann. Der innere Drang, Yoga zu üben oder zu meditieren, ist Ausdruck der Kundalini. Es ist diese Kraft, die uns antreibt und uns veranlaßt, uns um die Reinigung des Körpers und um geistige Klarheit zu bemühen. Wenn der Fluß der Kundalini zunimmt, geschehen viele Veränderungen. Man fühlt sich stärker und wacher, und die Sinne schärfen sich. Da unsere Sinnesorgane mit den Chakren verbunden sind, verbessert sich ihre

Leistungsfähigkeit, wenn die Kundalini stärker wird. Das Essen schmeckt besser, der Geruchssinn wird feiner, Farben erscheinen leuchtender, Berührungen werden intensiver empfunden, Musik gewinnt neue akustische Dimensionen und so weiter. Die Welt wird zu einem lebendigeren, sinnlicheren Ort.

Mit verbessertem Kundalini-Fluß steigt auch Ihr persönliches Energieniveau. Manche Menschen benötigen anfangs mehr Ruhe, wenn sie mit dem Yoga beginnen, weil sie starke körperliche und energetische Veränderungen durchmachen. Doch nach einer Weile kommt man mit immer kürzer werdenden Ruhephasen aus. Sie werden feststellen, daß Sie aktiver und unternehmungslustiger sind, weniger schlafen und während des ganzen Tages ein gleichmäßig hohes Energieniveau haben. Sie werden länger als bisher konzentrierte geistige Arbeit leisten können, ohne dabei zu ermüden. Sie werden mehr Energie zur Verfügung haben, wann immer Sie sie brauchen.

Auch die Schlafgewohnheiten ändern sich durch den verbesserten Fluß der Kundalini. Man kommt häufig nicht nur mit weniger Schlaf aus, sondern hat außerdem ungewöhnlich lebhafte oder gar prophetische Träume. Regelmäßige Meditation kann zu luziden Träumen führen, in denen Sie im Schlaf das volle Wachbewußtsein erlangen.

Es gibt einige klassische körperliche Empfindungen, die mit dem Aufsteigen der Kundalini einhergehen. Am häufigsten ist ein Wärmegefühl am unteren Ende der Wirbelsäule. Dieses Gefühl kann sehr angenehm sein; manchmal fühlt es sich aber auch so an, als würde man auf etwas Heißem sitzen. Oft tritt während dieser Erfahrung eine besonders starke sexuelle Erregung auf.

Zu Beginn meiner Kundalini-Praxis erlebte ich häufig ein Vibrieren der Wirbelsäule. Eine Zeitlang wurde meine Wirbelsäule jedesmal, wenn ich im Sitzen meditierte, in eine leichte und sehr schnelle Schwingung versetzt – wie ein Vibrator. Das war aber nicht auf Ermüdung oder Muskelanspannung zurückzuführen und trat nur während der Meditation auf. Schließlich hörte dieses Phänomen wieder auf.

Zu den aufregendsten Kundalini-Erfahrungen zählt es, wenn plötzlich Energie die Wirbelsäule hinaufschießt, was oft mit einem Hitzegefühl und gelegentlich auch mit intensiven Farbwahrnehmungen einhergeht, einer Art innerem Feuerwerk. Dabei empfindet man in der Regel Freude, geistige Weite und Gleichmut. Es ist ein wirklich schönes Erlebnis. Wenn es sich einstellt, sollte man es entsprechend würdigen, indem man ihm die gebührende Aufmerksamkeit widmet und intensiv darüber meditiert. Dann kann es einem gelingen, sich so auf die Kundalini-Kraft einzustimmen, daß sich geistige Klarheit und Lebensfreude dauerhaft in einem verankern. Obgleich die meisten Kundalini-Erfahrungen nur von kurzer Dauer sind, halten sie mitunter auch über einen längeren Zeitraum hinweg an. Ich erlebte einmal eine sechswöchige Phase erhöhter Kundalini-Aktivität. Während dieser Zeit aß ich nur mäßig, schlief wenig, übte sehr viel Yoga, meditierte oft und befand mich in einem fortwährenden Zustand der Ekstase.

In seinem Buch *The Kundalini Experience* schreibt Dr. Lee Sannella: „Während des Kundalini-Prozesses wird – wie auch in der tiefen Meditation – der Bodensatz des Unbewußten aufgewirbelt und der Mensch mit eben dem psychischen Material konfrontiert, das er sich am wenigsten anschauen möchte." Die Beschreibung, daß durch die Kundalini seelischer Müll aufgewirbelt wird, ist äußerst zutreffend. Wenn Sie die Kundalini-Meditation üben, kann es sehr gut sein, daß Dinge ins Bewußtsein treten, die eher unerfreulich sind. Wenn das geschieht, sollten Sie den auftretenden Phänomenen gleichmütig begegnen. Lassen Sie einfach die Energie stärker werden, während unangenehme Gedanken, Gefühle und Sinneseindrücke vorüberziehen, als würden sie vom Wind davongetragen. Die Hindus nennen das „altes Karma verbrennen", den seelischen Ballast abwerfen, den Sie vielleicht schon seit vielen Leben mit sich herumschleppen. Es ist unumgänglich, sich zunächst durch den geistigen Morast hindurchzuarbeiten, ehe man zu einem wahren Erwachen der Kundalini gelangt. Wir alle tragen Ängste, verzerrte Wahrnehmungen, Vorurteile, Perversionen und tief verborgene geistige Fehlhaltungen in uns, die wir aufarbeiten müssen. Die Kundalini bringt diese Dinge ans Tageslicht, weil sie ein Ausdruck reinen Bewußtseins und reiner Energie ist. Sie ist wie ein starkes Licht, mit dem man eine Höhle ausleuchtet. Wenn in der Höhle Fledermauskot und alte Knochen herumliegen, werden sie dadurch sichtbar. Jeder von uns trägt geistigen Müll mit sich herum, und wenn die Kundalini-Aktivität zunimmt, werden Sie damit konfrontiert.

Kundalini ist nichts anderes als die primäre Lebenskraft in uns. In welchem Umfang sich die Kundalini in Ihnen manifestiert, hängt bis zu einem gewissen Grad von Ihrem persönlichen Bemühen ab. Wenn Sie die Fünf »Tibeter« regelmäßig üben und zusätzlich die in Kapitel 9 beschriebene Kundalini-Meditation ausführen, ist es sehr wahrscheinlich, daß Sie die jetzt noch größtenteils schlafende Kundalini-Energie aufwecken und sich dadurch eine neue, strahlende Welt voll reichen Erlebens und erhöhter Bewußtheit für Sie auftut.

5
Die Atmung

Atmen ist eine Grundvoraussetzung des menschlichen Lebens, ein einfacher, automatischer Vorgang. Wir atmen vom Augenblick unserer Geburt an, und wenn wir damit aufhören, sterben wir. So einfach ist das. Wir Menschen sind sehr vielseitig und äußerst anpassungsfähig und können lange Zeit ohne Nahrung auskommen, wie Gandhi und andere durch heroisches Fasten bewiesen haben. Wir können auch ein paar Tage lang ohne Wasser auskommen und lange Zeit ohne Pizza, Kino, Auto, sogar ohne Sex überleben.

Die Mönche vom Berg Hiei in Japan, die als die „laufenden Mönche" bekannt sind, weil sie täglich über achtzig Kilometer laufen, unterziehen sich einem neuntägigen Ritual, während dem sie auf Wasser, Nahrung und Schlaf verzichten. Sie nennen das „ultimatives Fasten". (Versuchen Sie auf keinen Fall, es ihnen nachzumachen!) Was ich damit sagen will, ist, daß wir durchaus für eine gewisse Zeit auf vieles verzichten können, sogar auf einige lebensnotwendige Dinge. Aber wenn wir aufhören zu atmen, verlassen wir schon nach kürzester Zeit unsere sterbliche Hülle.

Atmen ist die wichtigste Form der Ernährung. Wenn wir atmen, nehmen wir ein sauerstoffhaltiges Gasgemisch auf, das wir für die Versorgung unserer Zellen benötigen. Außerdem nehmen wir dabei eine sehr feine Form von Energie auf, die „Prana" genannt wird. So wie Sauerstoff die Zellen unseres Körpers ernährt, so nährt Prana das menschliche Energiesystem, die energetische Trägersubstanz der menschlichen Geist/Körper-Einheit. Die Atmung ist ein einfacher und natürlicher Vorgang, den man regulieren und verändern kann, um ganz bestimmte Ergebnisse zu erzielen. Das Prana im Atem kann gelenkt werden, um so das menschliche Energiesystem zu reinigen und zu stärken. Daher verwendet fast jedes Übungssystem, durch das Körper und Geist entwickelt werden sollen – von sämtlichen Formen des Yoga bis hin zu den zahlreichen Kampfkünsten –, bestimmte Methoden der bewußten Atemlenkung. In einigen Schriften über den Yoga heißt es: Der, der seinen Atem meistert, meistert auch sein Schicksal. Das mag etwas übertrieben sein, aber Sie erlangen tatsächlich eine enorme Kontrolle über Körper und Geist, wenn Sie lernen, Ihre Atmung zu meistern.

In diesem Kapitel beschreibe ich die korrekte Atmung, die notwendig ist, um mit den Fünf »Tibetern« von Anfang an gute Ergebnisse zu erzielen. Folgen Sie bitte genau den Anweisungen, die ich Ihnen hier gebe. Manche Menschen glauben, sie müßten am Anfang besonders fleißig sein und mehr üben, als empfohlen wird. Ein solches Verhalten ist beim Erlernen von Atemübungen sehr unklug. Wenn Sie glauben, sich beim Üben verausgaben zu müssen, dann machen Sie statt dessen fünfhundert Rumpfbeugen, laufen Sie fünfzehn Kilometer, oder toben Sie sich auf andere Weise aus, aber übertreiben Sie auf keinen Fall die Atemübungen.

Selbst einfache, grundlegende Atemübungen können äußerst wirkungsvoll sein. Der Umstand, daß Atmen etwas völlig Natürliches ist, das wir ständig tun, kann zu der Annahme verleiten, man dürfe ruhig ohne schädliche Auswirkungen beliebig viele Atemübungen machen. Das ist jedoch nicht der Fall. Mit einem zu intensiven Atemtraining können Sie sich beträchtlichen Schaden zufügen. Der beste Weg, Fortschritte bei den Atemübungen und im Yoga generell zu erzielen, besteht darin, sorgfältig zu lernen und über einen längeren Zeitraum hinweg regelmäßig und mit wachsender Achtsamkeit und Sorgfalt zu üben.

Wenn Sie mit der Ausübung des „Pranayamas", der Wissenschaft der Atemkontrolle, beginnen, finden zahlreiche Veränderungen statt. Ihr Körper wird entgiftet und scheidet diese Giftstoffe über die Leber, die Nieren, den Darm und die Haut aus. Wenn Sie sich anfangs ein wenig benommen fühlen, liegt das an der verbesserten Sauerstoffzufuhr zum Gehirn. Das sich einstellende Gefühl der Leichtigkeit hängt aber nicht nur mit der erhöhten Sauerstoffaufnahme zusammen. Durch bewußte Kontrolle des

Atems werden Blockaden im Energiesystem durchbrochen; Stauungen entlang der Energiebahnen oder in den Chakren werden im Laufe der Übungspraxis aufgelöst. Je mehr Energie im System zirkuliert, desto leichter und lichterfüllter werden Sie sich fühlen. Manchmal wird es Ihnen vorkommen, als wäre jede Zelle Ihres Körpers in Licht gebadet.

Und das ist tatsächlich der Fall. Immerhin besteht das ganze bekannte Universum aus Energie und Licht. Materie ist nicht wirklich fest, sondern lediglich eine schwere, konzentrierte Form von Energie. Jedes atomare Teilchen des Körpers schwebt im leeren Raum und tanzt mit hoher Geschwindigkeit um andere atomare Teilchen herum. Durch regelmäßige Atemübungen und Meditation nehmen Sie mehr Licht in sich auf, und das Energiesystem wird mit reinem weißen Licht aufgeladen, das die Chakren im wahrsten Sinne des Wortes erleuchtet.

Atemübungen stellen eine eigenständige Form des Yoga dar, und es existieren Hunderte verschiedener Pranayama-Techniken. Da dieses Buch die Fünf »Tibeter« zum Thema hat und keine umfassende Darstellung aller Arten des Yoga sein soll, beschränke ich mich hier lediglich auf drei Atemmethoden. Die erste ist die Grundatmung, die zweite die lange, tiefe Atmung, und die dritte ist eine Atemtechnik, die nach jedem der Fünf »Tibeter« ausgeführt wird. **Führen Sie Atemübungen immer mit leerem Magen aus,** um Übelkeit und Krämpfe zu vermeiden und damit die Energie ungehindert in Ihrem Geist/Körper-System zirkulieren kann.

Die Grundatmung

Setzen Sie sich bequem hin, entweder mit gekreuzten Beinen auf den Boden oder auf einen Stuhl mit gerader Lehne. Halten Sie Ihre Wirbelsäule gerade, und sitzen Sie so aufrecht wie möglich. Entspannen Sie Schultern und Brust. Legen Sie eine Hand auf den Unterleib, damit Sie besser spüren können, was während der Übung geschieht. Sobald Sie mit dieser Art zu atmen vertraut sind, ist es nicht mehr nötig, die Hand auf den Unterleib zu legen.

Atmen Sie ruhig durch die Nase ein, und lassen Sie Ihren Unterleib sich vorwölben. Atmen Sie durch Nase oder Mund aus, und entspannen Sie dabei den Bauch. Während dieser Übung sollte sich Ihre Brust überhaupt nicht bewegen. Diese Atemmethode gleicht dem Aufblasen eines Ballons – wenn Sie durch die Nase einatmen, dehnt sich Ihr Unterleib aus, und wenn Sie durch Nase oder Mund ausatmen, schrumpft Ihr Unterleib wieder. Das hört sich einfach an, ist aber besonders wichtig, da es die Grundlage jeder Atemübung bildet. Wiederholen Sie diese Übung deshalb häufig. Führen Sie diese behutsame, ruhige Form der Atmung ungefähr zwei Minuten lang aus, wölben Sie den Unterleib beim Einatmen durch die Nase vor, und lassen Sie ihn beim Ausatmen durch Nase oder Mund wieder zurücksinken.

Auf diese entspannte Weise sollten Sie den ganzen Tag über atmen. Beim Üben werden Sie möglicherweise feststellen, daß Sie bislang anders geatmet haben, nämlich indem Sie beim Einatmen den Unterleib eingezogen haben. Das ist weit verbreitet, und anfangs mag es sich seltsam anfühlen, Ihre gewohnte Art zu atmen umzukehren. Üben Sie trotzdem weiter. Auch wenn es einige Übung und Konzentration erfordert, sich die volle Bauchatmung anzugewöhnen, ist der Nutzen, den Sie daraus ziehen, enorm.

Atmen Sie möglichst immer durch die Nase ein. Beim Einatmen durch den Mund werden bestimmte Atemsteuerungsmechanismen umgangen, was zu Schwindelgefühlen, Nervosität und anderen körperlichen und emotionalen Problemen führen kann. Atmen Sie daher möglichst immer durch die Nase ein. Die Ausatmung kann durch Nase oder Mund erfolgen.

Die lange, tiefe Atmung

Sie ähnelt der Grundatmung, unterscheidet sich jedoch dadurch, daß sie tiefer ist. Um diese Atemübung durchzuführen, sollten Sie sich bequem hinsetzen, eine Hand auf den Unterleib und die andere auf die Mitte Ihrer Brust legen. Auch hier werden die Hände nur beim Erlernen der Übung zu Hilfe genommen, später nicht mehr. Atmen Sie durch die Nase ein, und füllen Sie Ihren Unterleib wie bei der Grundatmung, atmen Sie dann jedoch weiter ein, bis Ihre Lunge ganz gefüllt ist und Ihre Brust sich ausdehnt. Atmen Sie dann behutsam durch Nase oder Mund aus.

Es ist wichtig, so lange an dieser Form der Atmung zu arbeiten, bis Sie sie korrekt ausführen können und sie Ihnen leichtfällt. Die lange, tiefe Atmung funktioniert auf die gleiche Weise, wie man ein Glas Wasser füllt – obwohl das Wasser von oben eingegossen wird, füllt sich das Glas von unten nach oben. Genauso verhält es sich mit der Atmung: Der Atem kommt von oben, füllt aber zunächst den Unterleib und erst dann auch den Brustkorb. Üben Sie diese Atemmethode täglich mehrere Minuten, bis sie leicht und automatisch abläuft.

Immer wenn Sie sich gestreßt fühlen und sich entspannen möchten (außer direkt nach einer Hauptmahlzeit), setzen Sie sich bequem hin und atmen tief und langsam, lassen die Luft hinunter in den Unterleib strömen und atmen dann behutsam und leicht wieder aus. Dadurch werden Anspannungen im wahrsten Sinne des Wortes weggespült, und Sie fühlen sich ruhig, entspannt und erfrischt.

Die Atmung nach den Übungen

Diese Atemtechnik wird nach jedem der Fünf »Tibeter« zweimal ausgeführt. Nehmen Sie sich ein paar Minuten Zeit, um sie zu üben, denn sie ist ein wichtiger Bestandteil der Fünf »Tibeter«.

Stehen Sie aufrecht, mit den Füßen parallel und den Händen auf den Hüften. Atmen Sie langsam und tief durch die Nase ein. Atmen Sie durch den Mund aus, und formen Sie dabei mit den Lippen ein „O“ (siehe Abbildung 2 auf Seite 51).

Nachdem Sie nun die korrekte Atmung gelernt haben, möchte ich Ihnen die Fünf »Tibeter« vorstellen.

6
Die Fünf »Tibeter« und ein sechster

Die Fünf »Tibeter« regen den Energiefluß in den Chakren an und beleben die ihnen zugeordneten Nerven, Organe und Drüsen. Außerdem stärken sie die wichtigsten Muskelgruppen, kräftigen den ganzen Körper und machen ihn gelenkiger. Sobald Sie mit den Fünf »Tibetern« vertraut sind, benötigen Sie für ihre Ausführung nicht mehr als fünf oder sechs Minuten am Tag.

Im Idealfall wird jeder der Fünf »Tibeter« einundzwanzig Mal hintereinander ausgeführt. Seltsamerweise braucht man tatsächlich nicht häufiger zu üben, da der energetische Effekt bei exakt dieser Anzahl von Wiederholungen erzielt wird. Mir ist nicht bekannt, daß eine größere Zahl von Wiederholungen Schaden verursacht hat, aber es ist einfach nicht nötig, sie häufiger auszuführen. Die meisten Menschen brauchen einige Zeit, bis sie volle einundzwanzig Wiederholungen schaffen. Machen Sie sich daher keine Sorgen, wenn es auch Ihnen nicht auf Anhieb gelingt. Fast alle Anfänger benötigen einen Monat oder länger, um die vollen einundzwanzig Wiederholungen ausführen zu können.

Am Anfang sollten Sie jede Übung zehn- oder zwölfmal ausführen. Steigern Sie die Zahl der Wiederholungen dann entsprechend Ihrem persönlichen Leistungsvermögen. Bereits wenige Wiederholungen werden von großem Nutzen für Sie sein. Außerdem liegt eine gewisse Befriedigung darin, sich allmählich an die vollen einundzwanzig heranzuarbeiten. Lassen Sie sich dabei genug Zeit, üben Sie täglich, und führen Sie die einzelnen Bewegungen möglichst exakt aus. Sie werden sich bereits stärker und energiegeladener fühlen, noch bevor Sie in der Lage sind, jede Übung einundzwanzig Mal auszuführen.

Um sicherzugehen, daß Sie die Übungen korrekt ausführen, sollten Sie die Anweisungen sorgfältig durchlesen und die entsprechenden Abbildungen aufmerksam anschauen. Auf ihnen wird die korrekte Ausführung der Fünf »Tibeter« deutlich gezeigt, so daß Sie anhand der Fotos die Körperhaltung und die Positionierung der Füße und Hände genau nachahmen können.*

* Für diejenigen, die sich gleichsam einen qualifizierten Lehrer ins Haus holen möchten, empfehlen wir das Video von Brigitte Streubel und Maruscha Magyarosy: *Die Fünf »Tibeter« in Aktion.* Integral. Volkar-Magnum., Wessobrunn 1994

Wer weniger visuell orientiert ist und sich lieber auf seine Ohren verläßt, dem wird der folgende Audio-Set mit der Musik von „Blue Star" helfen: *Die Fünf »Tibeter«. Musik und Motivation für die täglichen Übungen.* Integral. Volkar-Magnum., Wessobrunn 1994

Der erste »Tibeter«

Stehen Sie aufrecht, die Arme sind seitlich ausgestreckt und parallel zum Boden (Abbildung 1). Die Finger liegen aneinander, die Handflächen zeigen nach unten. Halten Sie die Arme in dieser Position, und drehen Sie sich im Uhrzeigersinn um die eigene Achse – also rechtsherum. Drehen Sie sich einundzwanzig Mal ohne Unterbrechung.

Nach dem Drehen stehen Sie wieder aufrecht mit den Füßen parallel und den Händen auf den Hüften (Abbildung 2). Atmen Sie langsam und tief durch die Nase ein. Atmen Sie durch den Mund aus, und formen Sie dabei mit den Lippen ein „O". Holen Sie auf diese Weise zwei Mal tief Luft, bevor Sie mit dem zweiten »Tibeter« beginnen.

Es ist möglich, daß Ihnen beim Üben des ersten »Tibeters« anfangs etwas schwindlig wird. Seien Sie daher vorsichtig, und drehen Sie sich zunächst nicht zu oft. Diese Übung stärkt den Gleichgewichtssinn. Wenn Sie regelmäßig üben, hört das Schwindelgefühl nach einiger Zeit von selbst auf, und Sie werden sich leicht, fließend und schnell drehen können.

Die gleiche Bewegung wird von den Sufis, den Mystikern des Islams, praktiziert, die sich sehr lange und schnell drehen. Diese Mystiker sind als „die tanzenden Derwische" bekannt.

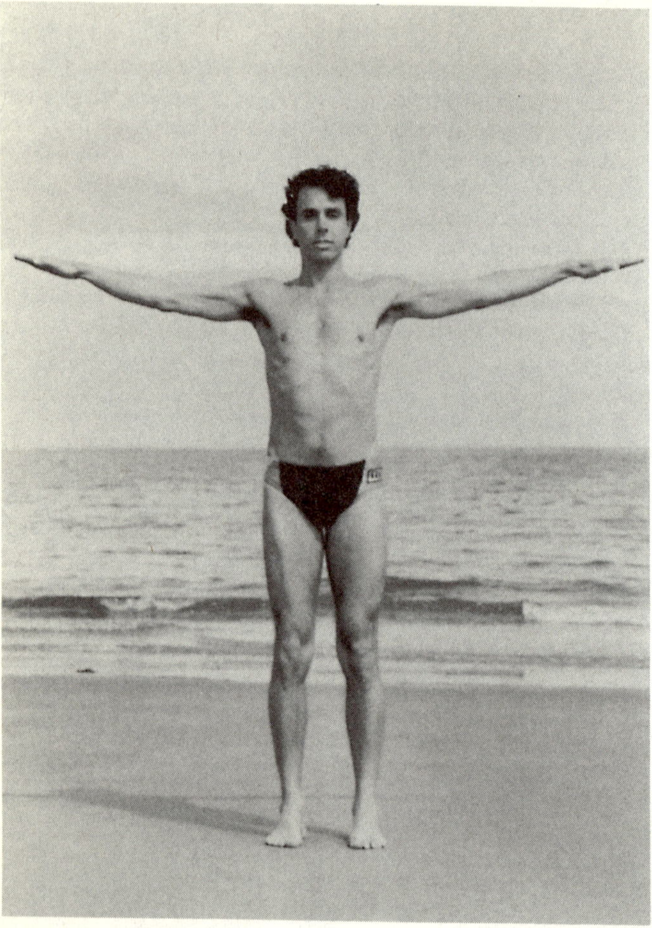

Abbildung 1: Stehen Sie aufrecht, die Arme sind seitlich ausgestreckt und parallel zum Boden. Die Finger liegen aneinander, die Handflächen zeigen nach unten. Halten Sie die Arme in dieser Position, und drehen Sie sich im Uhrzeigersinn um die eigene Achse – also rechtsherum. Drehen Sie sich einundzwanzig Mal ohne Unterbrechung.

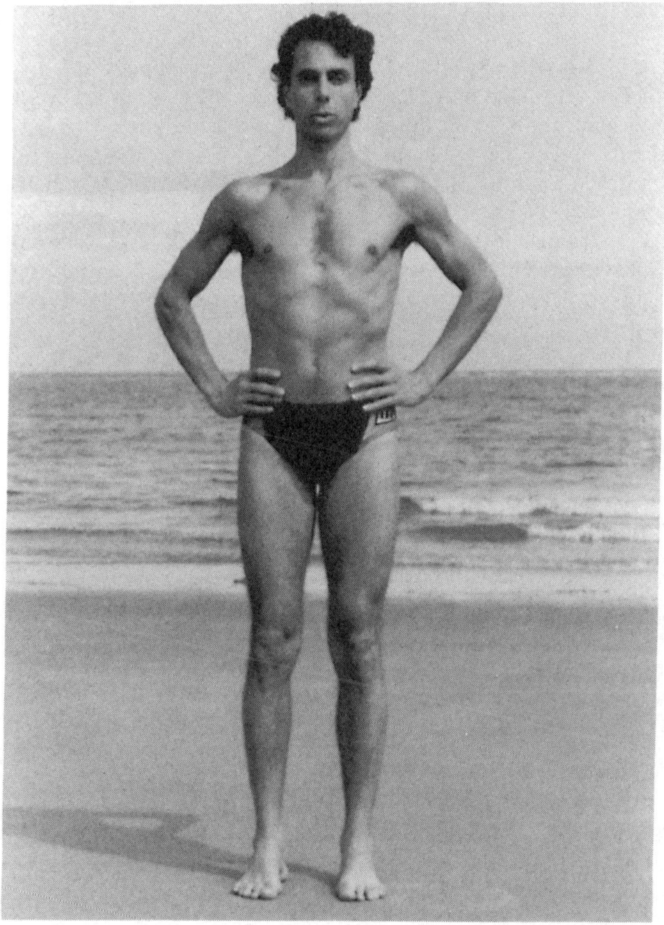

Abbildung 2: Nach dem Drehen stehen Sie wieder aufrecht mit den Füßen parallel und den Händen auf den Hüften. Atmen Sie langsam und tief durch die Nase ein. Atmen Sie durch den Mund aus, und formen Sie dabei mit den Lippen ein „O“. Holen Sie auf diese Weise zwei Mal tief Luft, bevor Sie mit dem zweiten »Tibeter« beginnen.

Der zweite »Tibeter«

Legen Sie sich auf einer Matte oder einem Teppich auf den Rücken. Die Beine sind gerade ausgestreckt, die Füße angewinkelt und berühren sich an den Knöcheln. Die Arme liegen mit den Handflächen nach unten direkt neben dem Körper (Abbildung 3).

Atmen Sie durch die Nase ein, heben Sie die Beine etwas mehr als neunzig Grad, und heben Sie gleichzeitig den Kopf, wobei Sie das Kinn an die Brust ziehen (Abbildung 4). Das alles sollte in einer einzigen fließenden Bewegung geschehen. Die Zehen zeigen dabei nach oben; der gesamte Rücken sollte flach auf dem Boden liegen.

Atmen Sie durch Nase oder Mund aus, und bringen Sie Beine und Kopf zurück in die Ausgangsposition flach ausgestreckt auf den Boden. Führen Sie diesen Bewegungsablauf insgesamt einundzwanzig Mal in einem gleichmäßigen Rhythmus ohne Unterbrechung aus. Atmen Sie beim Heben von Beinen und Kopf ein, und atmen Sie aus, während Sie sie in die Ausgangsposition zurückführen.

Stellen Sie sich zum Abschluß der Übung aufrecht hin, mit den Füßen parallel und den Händen auf den Hüften (Abbildung 2). Holen Sie zwei Mal tief Luft, wobei Sie durch die Nase ein- und durch den Mund ausatmen und beim Ausatmen mit den Lippen ein „O“ formen.

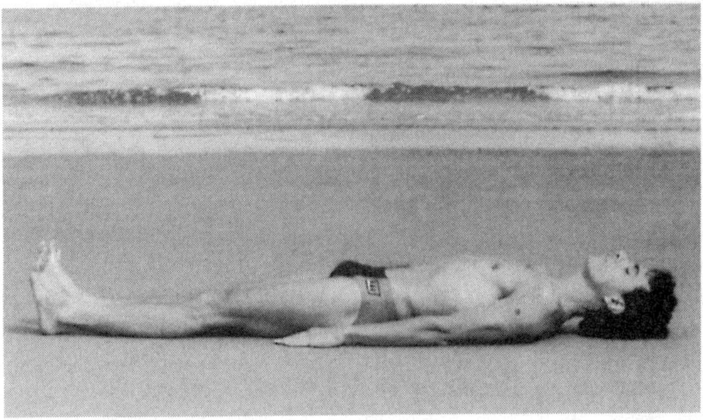

Abbildung 3: Legen Sie sich auf den Rücken. Die Beine sind gerade ausgestreckt, die Füße angewinkelt und berühren sich an den Knöcheln. Die Arme liegen mit den Handflächen nach unten direkt neben dem Körper.

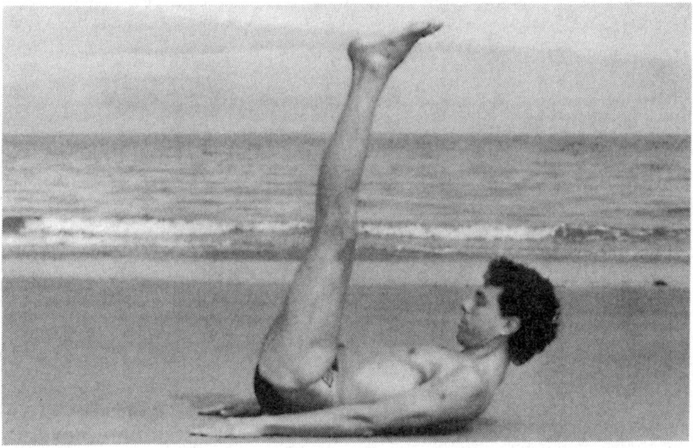

Abbildung 4: Atmen Sie durch die Nase ein, heben Sie die Beine etwas mehr als neunzig Grad, und heben Sie gleichzeitig den Kopf, wobei Sie das Kinn an die Brust ziehen. Das alles sollte in einer einzigen fließenden Bewegung geschehen. Die Zehen zeigen dabei nach oben; der gesamte Rücken sollte flach auf dem Boden liegen.

Der dritte »Tibeter«

Knien Sie sich mit aufgestellten Zehen hin. Der Abstand zwischen Ihren Knien sollte etwa zehn Zentimeter betragen. Legen Sie die Handflächen auf die Rückseite Ihrer Oberschenkel, gleich unterhalb des Gesäßes. Die Wirbelsäule ist dabei gerade, das Kinn an die Brust gezogen (Abbildung 5).

Atmen Sie durch die Nase ein, und beugen Sie sich dabei von der Taille aus zurück. Neigen Sie den Kopf so weit nach hinten, wie es Ihnen ohne Anstrengung möglich ist (Abbildung 6). Die Hände dienen Ihnen dabei als Stütze. Kehren Sie dann, während Sie durch Nase oder Mund ausatmen, wieder in die Ausgangsposition zurück. Führen Sie diesen Bewegungsablauf insgesamt einundzwanzig Mal in einem gleichmäßigen Rhythmus ohne Unterbrechung aus.

Stellen Sie sich anschließend aufrecht hin, mit den Füßen parallel und den Händen auf den Hüften (Abbildung 6A). Holen Sie zwei Mal tief Luft, wobei Sie durch die Nase ein- und durch den Mund ausatmen und beim Ausatmen mit den Lippen ein „O" formen.

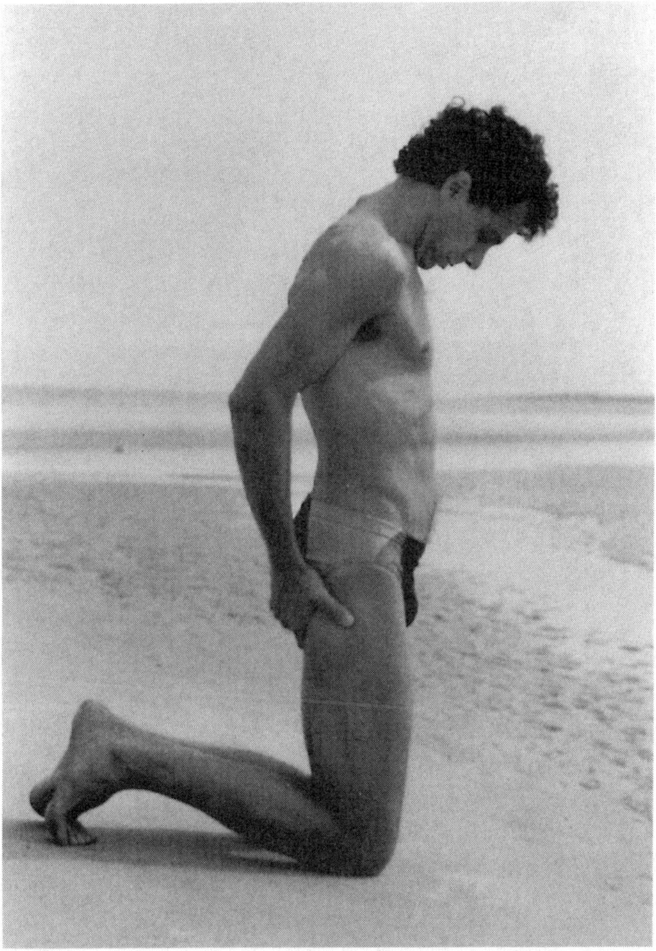

Abbildung 5: Knien Sie sich mit aufgestellten Zehen hin. Der Abstand zwischen Ihren Knien sollte etwa zehn Zentimeter betragen. Legen Sie die Handflächen auf die Rückseite Ihrer Oberschenkel, gleich unterhalb des Gesäßes. Die Wirbelsäule ist dabei gerade, das Kinn an die Brust gezogen.

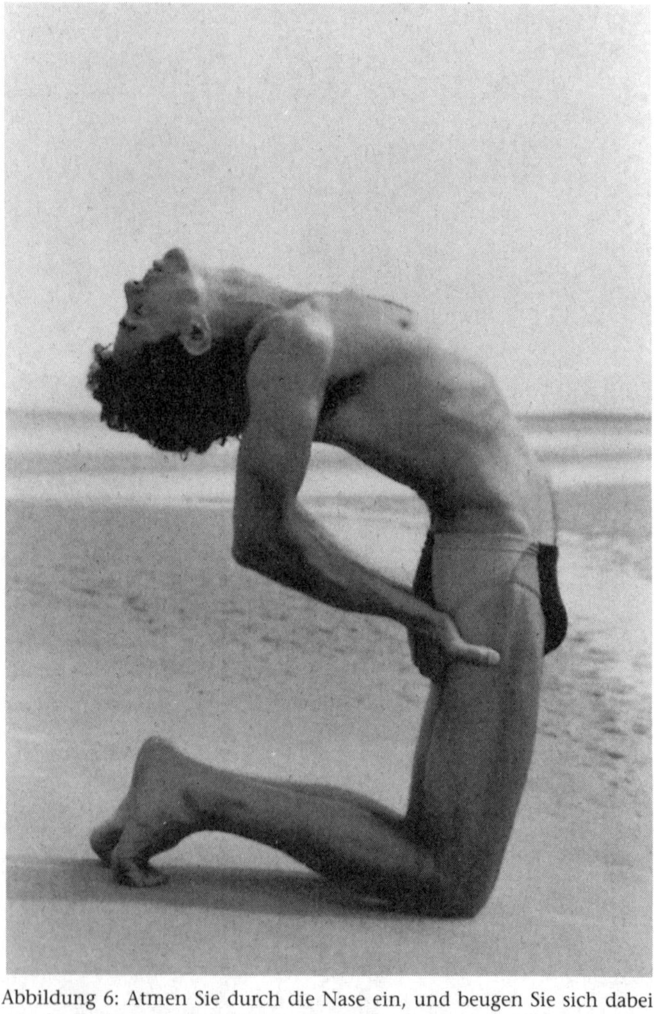

Abbildung 6: Atmen Sie durch die Nase ein, und beugen Sie sich dabei von der Taille aus zurück. Neigen Sie den Kopf so weit nach hinten, wie es Ihnen ohne Anstrengung möglich ist.

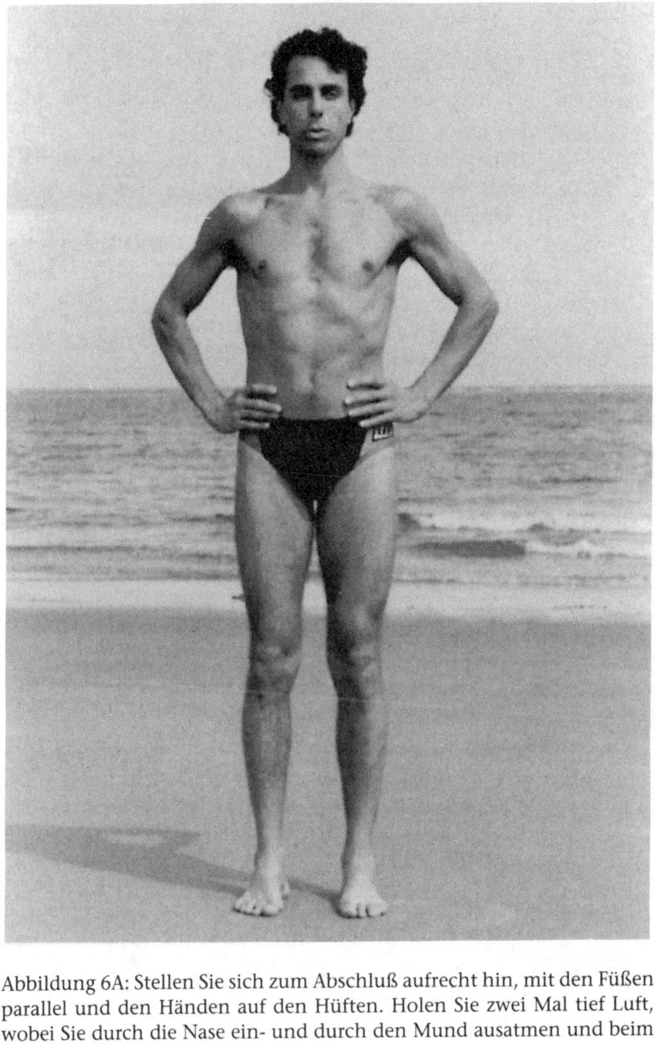

Abbildung 6A: Stellen Sie sich zum Abschluß aufrecht hin, mit den Füßen parallel und den Händen auf den Hüften. Holen Sie zwei Mal tief Luft, wobei Sie durch die Nase ein- und durch den Mund ausatmen und beim Ausatmen mit den Lippen ein „O" formen.

Der vierte »Tibeter«

Setzen Sie sich gerade hin, und strecken Sie die Beine aus. Legen Sie die Handflächen neben den Hüften auf den Boden. Die Positionierung der Hände ist dabei sehr wichtig: sie müssen genau parallel zu den Hüften aufgestützt werden. Ziehen Sie das Kinn an die Brust (Abbildung 7).

Heben Sie beim Einatmen die Hüften vom Boden ab, und beugen Sie die Knie, so daß die Fußsohlen flach gegen den Boden drücken. Legen Sie gleichzeitig behutsam den Kopf in den Nacken (Abbildung 8). So gelangen Sie in die „Brücke", bei der der Rumpf parallel zum Boden gehalten wird, während Arme und Unterschenkel sich senkrecht zum Boden befinden.

Atmen Sie durch Nase oder Mund aus, während Sie wieder in die Ausgangsposition zurückkehren. Führen Sie diesen Bewegungsablauf insgesamt einundzwanzig Mal in einem gleichmäßigen Rhythmus ohne Unterbrechung aus.

Achten Sie darauf, daß sich die Füße nicht bewegen. Sie sollten während der gesamten Übung in der gleichen Position bleiben. Auch sollten die Arme nicht einknicken; die Bewegung erfolgt vielmehr aus den Schultergelenken heraus.

Stellen Sie sich zum Abschluß aufrecht hin, mit den Füßen parallel und den Händen auf den Hüften (Abbildung 6A). Holen Sie zwei Mal tief Luft, wobei Sie durch die Nase ein- und durch den Mund ausatmen und beim Ausatmen mit den Lippen ein „O" formen.

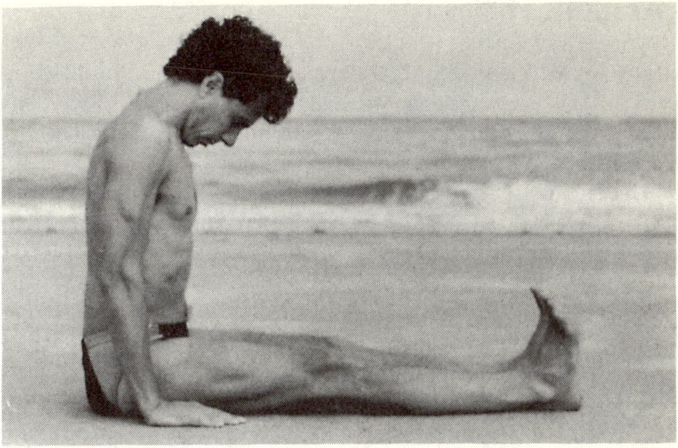

Abbildung 7: Setzen Sie sich gerade hin, und strecken Sie die Beine aus. Legen Sie die Handflächen neben den Hüften auf den Boden. Die Positionierung der Hände ist dabei sehr wichtig; sie müssen genau parallel zu den Hüften aufgestützt werden. Ziehen Sie das Kinn an die Brust.

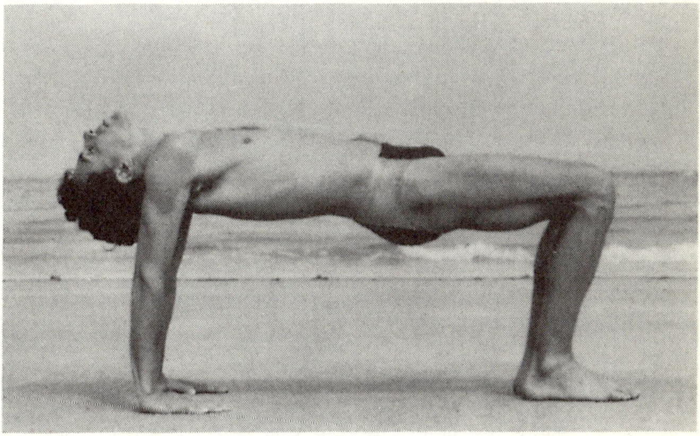

Abbildung 8: Heben Sie beim Einatmen die Hüften vom Boden ab, und beugen Sie die Knie, so daß die Fußsohlen flach gegen den Boden drücken. Legen Sie gleichzeitig behutsam den Kopf in den Nacken.

Der fünfte »Tibeter«

Beginnen Sie diese Übung, indem Sie sich auf die Handflächen und die Fußballen stützen. Dabei sollten Hände und Füße jeweils etwa sechzig Zentimeter voneinander entfernt sein. Der Kopf ist nach hinten geneigt (Abbildung 9).

Heben Sie nun beim Einatmen das Gesäß, und ziehen Sie das Kinn an die Brust. Arme und Beine bleiben dabei gestreckt, so daß der Körper ein perfektes Dreieck bildet (Abbildung 10).

Kehren Sie dann, während Sie durch Nase oder Mund ausatmen, wieder in die Ausgangsposition zurück. Während der ganzen Übung sollten nur die Handflächen und die Fußballen den Boden berühren, und Arme und Beine dürfen nicht gebeugt werden. Führen Sie diesen Bewegungsablauf insgesamt einundzwanzig Mal in einem gleichmäßigen Rhythmus ohne Unterbrechung aus.

Zum Abschluß stellen Sie sich wieder aufrecht hin, mit den Füßen parallel, und legen die Hände auf die Hüften (Abbildung 2). Holen Sie zwei Mal tief Luft, wobei Sie durch die Nase ein- und durch den Mund ausatmen und beim Ausatmen mit den Lippen ein „O“ formen.

Wenn Sie alle fünf Übungen abgeschlossen haben, legen Sie sich auf den Rücken, und entspannen Sie sich einige Minuten lang. Atmen Sie ruhig und langsam. Achten Sie dabei auf ungewohnte Körperempfindungen.

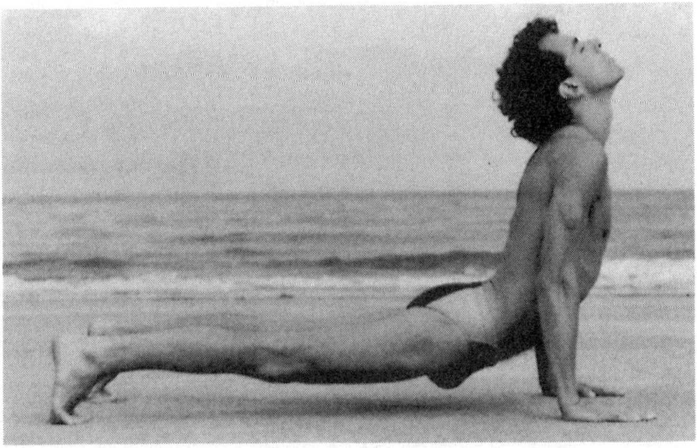

Abbildung 9: Beginnen Sie diese Übung, indem Sie sich auf die Handflächen und die Fußballen stützen. Dabei sollten Hände und Füße jeweils etwa sechzig Zentimeter voneinander entfernt sein. Der Kopf ist nach hinten geneigt.

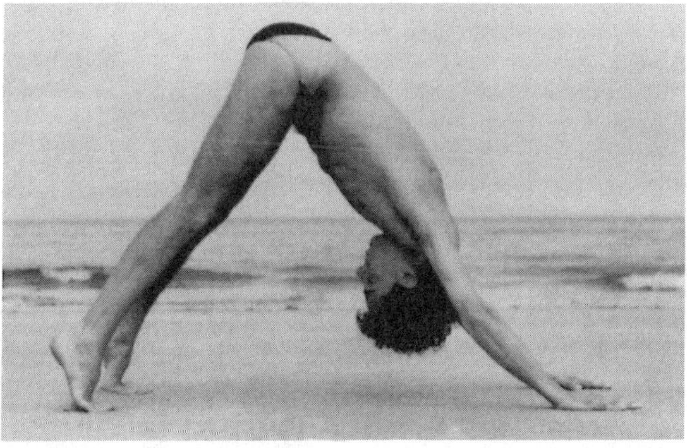

Abbildung 10: Heben Sie nun beim Einatmen das Gesäß, und ziehen Sie das Kinn an die Brust. Arme und Beine bleiben dabei gestreckt, so daß der Körper ein perfektes Dreieck bildet.

Eine Ergänzung zu den Fünf »Tibetern«

Peter Kelders Bericht zufolge stammen die Fünf »Tibeter« aus einem Kloster, dessen Mönche im Zölibat lebten. Das ist in allen klösterlichen Gemeinschaften die Regel – seien es nun hinduistische, katholische, moslemische oder buddhistische. Zumindest sollte es so sein. In Wirklichkeit finden aber in vielen Klöstern verbotene sexuelle Aktivitäten statt. Das liegt einfach daran, daß wir Menschen nun einmal sexuelle Wesen sind. Für viele Menschen ist das Zölibat eine unerträgliche Quelle ständiger Frustration.

Viele Religionen und spirituelle Traditionen betrachten die Sexualität als Ablenkung von „höheren" Zielen und behaupten, daß derjenige, der den Verlockungen des Fleisches nachgibt, damit das Streben der Seele vernachlässigt. Daher wird von Mönchen und Nonnen gemeinhin verlangt, ohne Sex zu leben. Es ist aber eindeutig erwiesen, daß dieses Verbot immer wieder zu heimlichen Liebesbeziehungen führt. Nonnen treiben es mit Nonnen, Priester mit Priestern, Mönche mit Mönchen, und Priester, Mönche und Nonnen treiben es mit den Novizen – und so weiter. Menschen sind nun einmal nicht dafür geschaffen, ohne körperliche Nähe zu leben. Und wenn die Sexualität nicht offen und frei ausgelebt werden kann, wird sie sich heimlich und auf verzerrte Weise manifestieren.

Ich betrachte Sex als sehr wirkungsvolles spirituelles Medium, aber bestimmte religiöse Traditionen lehren nicht nur, daß Sex von der Spiritualität ablenkt, sondern auch, daß durch den Verlust von Körperflüssigkeiten beim Sex die Lebenskraft geschwächt wird. Damit ist nicht nur der Verlust von Sperma beim Mann gemeint, sondern auch die vaginale Flüssigkeit, die die Frau beim Geschlechtsverkehr absondert.

Die folgende Übung stellt eine Ergänzung zu den Fünf »Tibetern« dar, die verhindern soll, daß der Verlust von Körperflüssigkeiten zu einer Schwächung der Lebenskraft führt. Von den Tibetern wurde diese Übung den zölibatär lebenden Mönchen empfohlen. Sie sollte ihnen dabei helfen, ihren Sexualtrieb unter Kontrolle zu halten, den Samenerguß zu vermeiden und die sexuelle Energie entlang der Wirbelsäule nach oben zu lenken, um sie so in spirituelle Kraft umzuwandeln.*

Ich weise hier ausdrücklich darauf hin, daß ich sexuelle Enthaltsamkeit nicht empfehle. Wenn Sie aber im Zölibat leben und diese Lebensweise Ihnen zusagt, dann wird diese Übung Ihnen dabei helfen, Spannungen abzubauen und besser mit der angestauten Energie zurechtzukommen. Für die Mehrzahl von uns, die sexuell aktiv sind, schließe ich diese Übung ein, weil sie die Keimdrüsen stärkt und dadurch das Sexualleben verbessert. Einigen Männern wird sie außerdem helfen, den Samenerguß besser zu kontrollieren und so den Geschlechtsakt zu verlängern. Kurz gesagt ist diese Übung für all diejenigen von Nutzen, die sie praktizieren – ob sie nun im Zölibat leben oder nicht.

---

* Siehe dazu in Peter Kelders Buch *Die Fünf »Tibeter«* die Anmerkung auf Seite 56.

Der sechste »Tibeter«

Stellen Sie sich mit den Händen auf den Hüften aufrecht hin. Der Abstand zwischen den Füßen sollte etwa zehn Zentimeter betragen (Abbildung 11). Atmen Sie in dieser Position voll und tief durch die Nase ein.

Atmen Sie dann durch den Mund aus, wobei die Lippen ein „O" formen. Beugen Sie sich beim Ausatmen vor, und stützen Sie sich mit den Händen auf den Knien ab (Abbildung 12). Pressen Sie in dieser vorgebeugten Haltung den Atem ganz aus dem Leib heraus, bis der Bauch vollständig eingezogen ist.

Halten Sie den Atem an, richten Sie sich mit eingezogenem Bauch wieder auf, und legen Sie die Hände auf die Hüften (Abbildung 13). Halten Sie den Atem noch ein paar Sekunden an. Atmen Sie dann langsam und tief ein, und entspannen Sie sich. Führen Sie diese Übung höchstens drei Mal aus.

Stellen Sie sich zum Abschluß aufrecht hin, mit den Füßen parallel und den Händen auf den Hüften (Abbildung 2). Holen Sie zwei Mal tief Luft, wobei Sie durch die Nase ein- und durch den Mund ausatmen und beim Ausatmen mit den Lippen ein „O" formen.

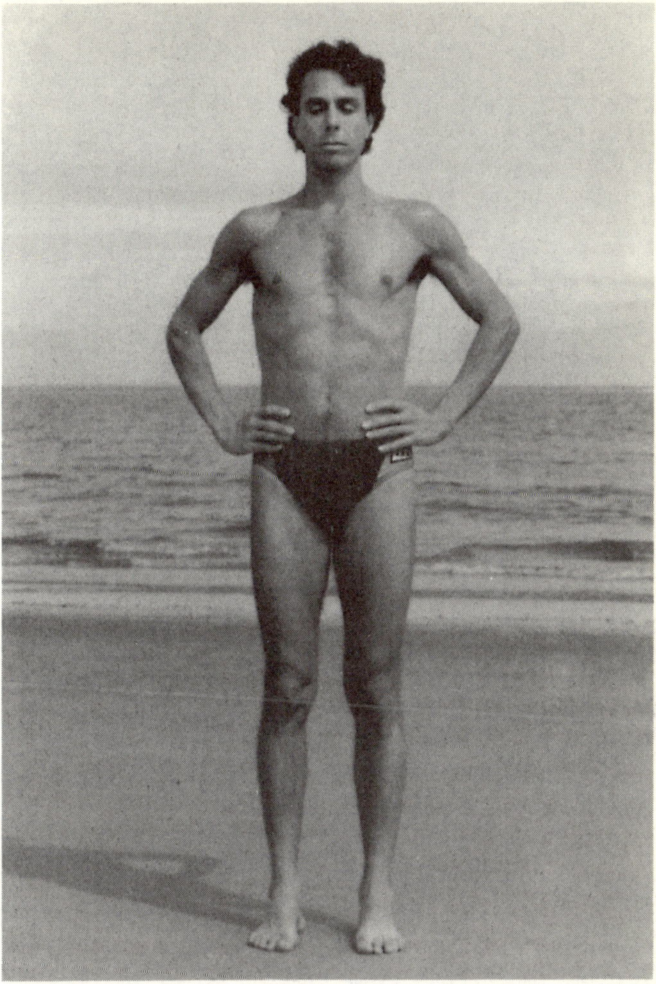

Abbildung 11: Stellen Sie sich mit den Händen auf den Hüften aufrecht hin. Der Abstand zwischen den Füßen sollte etwa zehn Zentimeter betragen. Atmen Sie in dieser Position voll und tief durch die Nase ein.

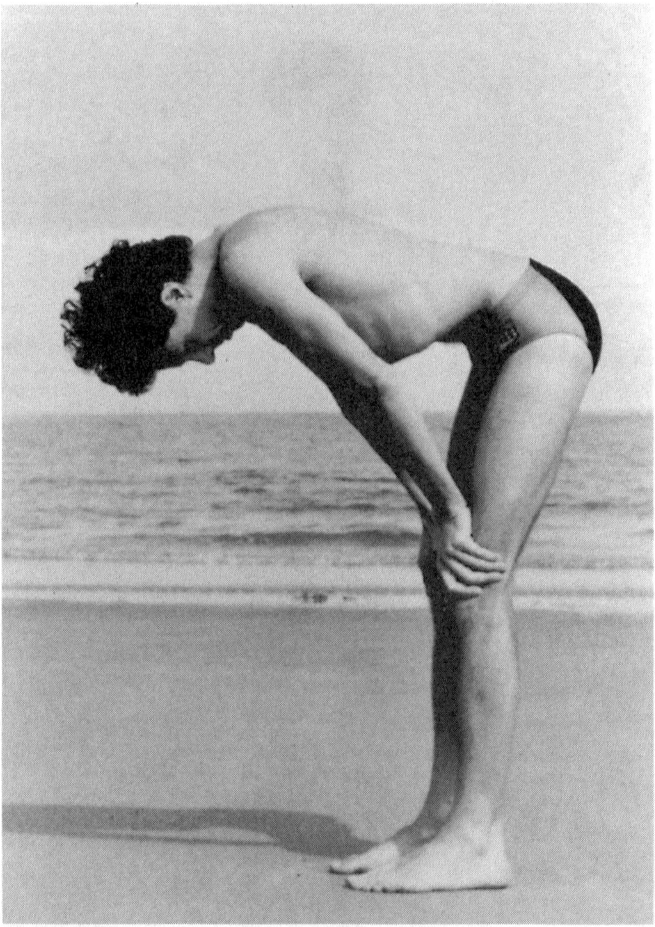

Abbildung 12: Atmen Sie dann durch den Mund aus, wobei die Lippen ein „O" formen. Beugen Sie sich beim Ausatmen vor, und stützen Sie sich mit den Händen auf den Knien ab. Pressen Sie in dieser vorgebeugten Haltung den Atem ganz aus dem Leib heraus, bis der Bauch vollständig eingezogen ist.

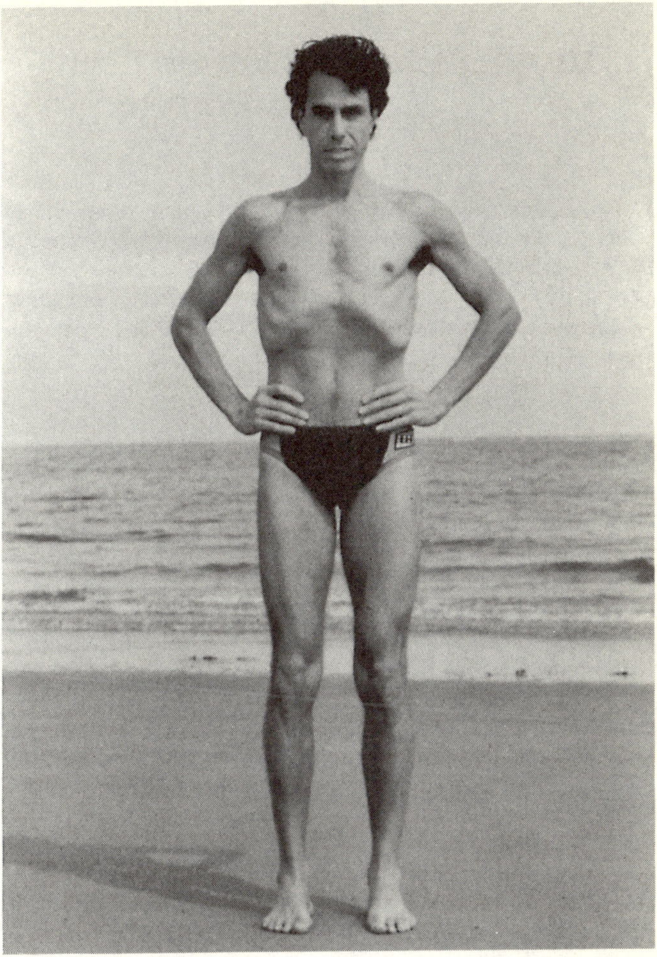

Abbildung 13: Halten Sie den Atem an, richten Sie sich mit eingezogenem Bauch wieder auf, und legen Sie die Hände auf die Hüften. Halten Sie den Atem noch ein paar Sekunden an. Atmen Sie dann langsam und tief ein, und entspannen Sie sich.

7
Das Wie, Wann und Wo des Übens

Eine Kurzfassung dieses Kapitels würde folgendermaßen lauten: „Üben Sie die Fünf »Tibeter« jederzeit und überall. Sie werden auf jeden Fall davon profitieren." Das ist wahr. Sie können sich das Üben allerdings leichter und angenehmer machen und den größtmöglichen Nutzen daraus ziehen, wenn Sie die folgenden Anregungen beachten.

Die Tageszeit

Sie können die Fünf »Tibeter« zwar jederzeit üben, aber ich empfehle Ihnen, morgens vor dem Frühstück oder abends vor dem Schlafengehen zu üben, wenn Sie optimale Ergebnisse erzielen wollen. Ich persönlich ziehe es vor, morgens gleich nach dem Aufstehen und Duschen zu üben, weil die Übungen mir einen Energieschub für den ganzen Tag liefern, was ich sehr hilfreich finde. Wenn man die Fünf »Tibeter« abends übt, schläft man danach tiefer und kommt mit weniger Schlaf aus. Aber manche Menschen fühlen sich so energetisiert, daß sie hinterher nicht einschlafen können. Daher müssen Sie selbst herausfinden, welche Tageszeit für Sie optimal ist. Wenn Sie von den Fünf »Tibetern« so richtig begeistert sind, können Sie natürlich auch morgens *und* abends üben.

Gehören Sauberkeit und Frömmigkeit tatsächlich zusammen?

Ob Sauberkeit tatsächlich ein wesentliches Kriterium für Frömmigkeit ist, sei dahingestellt, dennoch sollte man sauber sein, wenn man die Fünf »Tibeter« übt. Ich dusche gerne vor dem Üben, doch manche Menschen schwitzen dabei so sehr, daß sie lieber hinterher duschen. Zumindest sollten Sie sich Gesicht und Hände waschen, um sich so auf die Übungen vorzubereiten.

Wenn Sie Ihren Körper vorher reinigen, machen Sie damit Ihre Yoga-Praxis zu etwas Besonderem. Auf diese Weise betonen Sie, wie wichtig Yoga für Sie ist, so wie man sich auch besonders gut anzieht, wenn man in die Kirche geht. Es gibt kein Gesetz, das verbietet, in Shorts und einem alten T-Shirt zur Kirche zu gehen, aber wenn man dazu seine beste, sauberste Kleidung anzieht, verleiht das dem Gottesdienst eine zusätzliche Dimension. Wenn man die Übungen als etwas ganz Besonderes betrachtet, wird man noch mehr davon profitieren.

Mit leerem Magen üben

Die Fünf »Tibeter« übt man am besten frühestens drei Stunden nach der letzten Mahlzeit, denn wenn Sie mit vollem Bauch üben, kann das Übelkeit hervorrufen. Nach einer Mahlzeit konzentriert sich viel Blut und Energie in den Verdauungsorganen. Für die Yoga-Übungen ist es aber wichtig, daß die Organe unbelastet sind, damit das Blut frei im ganzen Körper zirkulieren kann.*

Frische Luft und die richtige Temperatur

Wann immer es möglich ist, sollten Sie an einem gut belüfteten Ort üben, der nicht zu heiß und nicht zu kalt ist.

* Ernährungsvorschläge, die auf knappen Anregungen in Peter Kelders Buch beruhen und die energetische Wirkung der Fünf »Tibeter« unterstützen sollen, sind enthalten in: Devanando O. Weise/Jenny Frederiksen: *Die Fünf-»Tibeter«-Feinschmecker-Küche. 144 Rezepte für Ihren gesunden Appetit!* 4. Auflage, Integral. Volkar-Magnum., Wessobrunn 1994

Leichte Kleidung, leichtes Üben

Tragen Sie leichte, lockere Kleidung, vorzugsweise aus Baumwolle. Je weniger Kleidung Sie tragen, desto besser. Wenn Sie nur leicht bekleidet sind, haben Sie mehr Bewegungsfreiheit.

Der richtige Ort zum Üben

Nach Möglichkeit sollten Sie einen Platz wählen, den Sie ausschließlich für Ihre Yoga-Übungen benutzen. Wenn das nicht möglich ist, achten Sie darauf, daß der Ort, an dem Sie üben, aufgeräumt und sauber ist. Es ist besser, auf einer Matte oder einem Teppich zu üben als auf dem harten Boden.

Dankbarkeit

Die Zeit, die Sie dem Yoga widmen, ist eine sehr kostbare Zeit, in der Sie Ihre Übungen mit besonderer Sorgfalt und Aufmerksamkeit ausführen. Da die Fünf »Tibeter« so segensreich für die Gesundheit und das allgemeine Wohlbefinden sind, sollte man ihnen die gebührende Achtung und Wertschätzung entgegenbringen. Sie werden bessere Ergebnisse erzielen, wenn Sie mit einer positiven, dankbaren Einstellung üben.

Im Gegensatz zu vielen anderen Körperübungen und Hobbys braucht man für die Fünf »Tibeter« keine spezielle Ausrüstung, keine besondere Umgebung, keine bestimmten Wetterbedingungen. Sie brauchen nur sich selbst. Wenn Sie die wenigen Empfehlungen auf diesen Seiten beachten, wird Ihnen das Üben leichtfallen, und Sie werden die wohltuende Wirkung dieser einzigartigen Übungen am eigenen Körper erleben.

8
Yoganidra

Für eine erfolgreiche Yoga-Praxis ist es von entscheidender Bedeutung, die Kunst der Tiefenentspannung zu erlernen. Die meisten Menschen, die an Programmen zur Streßreduzierung, an Biofeedback-Kursen oder an einem Entspannungstraining teilnehmen, wollen einfach nur lernen, sich zu entspannen. Für einen Yogi hingegen ist die Tiefenentspannung nicht nur wegen ihres Wertes an sich unentbehrlich, sondern auch, weil sich ihm dadurch noch weit größere Möglichkeiten erschließen, darunter der bewußte Schlaf, die Selbstheilung und die Erforschung des Unbekannten. Diese auf der erfolgreichen Tiefenentspannung aufbauenden Fähigkeiten sind alle Teil eines Prozesses, der unter dem Namen „Yoganidra" bekannt ist. Yoganidra – auch „yogischer Schlaf" genannt – auszuüben bedeutet, Kontrolle über jene energetischen Kräfte zu erlangen, die den Körper durchströmen und Teil eines universellen energetischen Meeres sind.

Die Tiefenentspannung

Die wichtigste Voraussetzung des Yoganidra ist, tiefe und vollständige Entspannung zu erlernen. Ich unterrichte mittlerweile seit zwei Jahrzehnten Yoga und weiß, wie schwierig etwas so Simples wie Entspannung mitunter sein kann. Ich habe beobachtet, wie Yoga-Schüler nervös wurden und sich völlig verkrampften, wenn sie sich doch eigentlich entspannen sollten. Entspannung ist zwar ein willentlicher Vorgang, doch es ist dabei unerläßlich, die Kontrolle aufzugeben, loszulassen und nicht gegen Verspannungen anzukämpfen. Es ist unmöglich, sich zu entspannen und gleichzeitig alles kontrollieren zu wollen. Aber es ist möglich, sich willentlich zu entspannen und dabei eine wache, luzide Bewußtheit aufrechtzuerhalten, während der Körper gleichsam davonschwebt. Für die Tiefenentspannung benötigen Sie ein gewisses Maß an Vertrauen. Sie müssen bereit sein, Verspannungen aufzugeben und darauf zu vertrauen, daß Ihnen nichts passieren wird.

Beginnen Sie Ihre Entspannungsübung wie folgt: Legen Sie sich in der „Totenstellung“ mit ausgestreckten Beinen flach auf den Rücken. Der Abstand zwischen den Füßen sollte etwa dreißig Zentimeter betragen. Strecken Sie auch die Arme mit den Handflächen nach oben aus, so daß die Hände etwa dreißig Zentimeter vom Körper entfernt sind (Abbildung 14). Schließen Sie die Augen. Sorgen Sie vorher dafür, daß Ihnen nicht kalt wird. Ihre Kleidung sollte leicht und locker sein. Atmen Sie in dieser Stellung

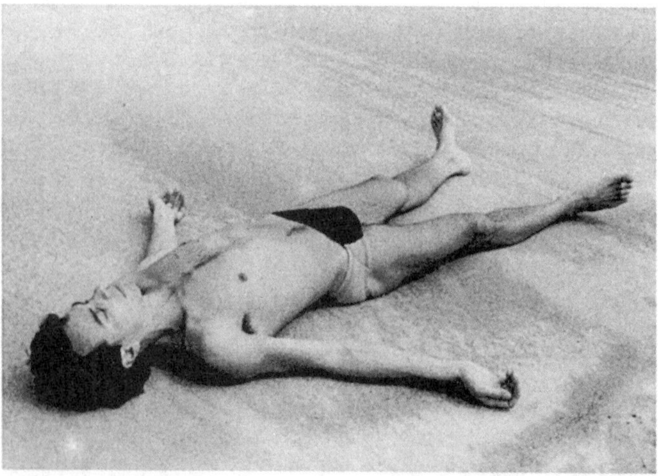

Abbildung 14: Tiefenentspannung in der „Totenstellung“. Liegen Sie mit ausgestreckten Beinen flach auf dem Rücken. Der Abstand zwischen den Füßen sollte etwa dreißig Zentimeter betragen. Strecken Sie auch die Arme mit den Handflächen nach oben aus, so daß die Hände etwa dreißig Zentimeter vom Körper entfernt sind. Schließen Sie die Augen. Atmen Sie langsam und tief durch. Lassen Sie Ihren Körper mit jedem Ausatmen ein wenig schwerer werden, so als ob die Schwerkraft ständig zunehmen würde.

langsam und tief durch. Lassen Sie Ihren Körper mit jedem Ausatmen ein wenig schwerer werden, so als ob die Schwerkraft ständig zunehmen würde.

Nach ein paar Minuten können Sie dann mit einer systematischen Entspannungsübung beginnen. Richten Sie Ihre Aufmerksamkeit zunächst auf die Füße. Spüren Sie die Füße so intensiv wie möglich, und atmen Sie dabei langsam und ruhig. Während der Atem ein- und ausströmt, lassen Sie zu, daß sich alle Spannungen in den Füßen lösen. Richten Sie Ihre Aufmerksamkeit dann auf die Unterschenkel. Erlauben Sie den Muskeln in Ihren Unterschenkeln, sich mit jedem Atemzug tiefer zu entspannen. Wiederholen Sie diesen Vorgang mit den Knien und Oberschenkeln, dem Becken und Unterleib, dem Gesäß und unteren Teil des Rückens, dem Bauch und der Nierengegend, der Brust und den Schultern, den Ober- und Unterarmen, den Händen, dem Hals und Gesicht. Lassen Sie sich genügend Zeit, um wirklich ganz in den betreffenden Körperteil hineinzuspüren. Es wird Sie überraschen, wie tief Sie sich tatsächlich entspannen können, wenn Sie langsam, sorgfältig und systematisch vorgehen.

Nachdem Sie Ihren ganzen Körper systematisch durchgegangen sind und jeden Körperteil bewußt entspannt haben, atmen Sie so ruhig und leicht wie möglich ein und aus. Konzentrieren Sie sich behutsam auf den Atem. Es ist nicht nötig, daß Sie sich intensiv konzentrieren; seien Sie einfach aufmerksam. Zuerst werden Sie das schwierig finden, aber mit etwas Übung haben Sie schon bald den Bogen heraus.

Es ist möglich, daß Sie an diesem Punkt einschlafen. Das macht aber überhaupt nichts. Für viele Menschen ist diese Form der progressiven Entspannung eine ausgezeichnete Einstimmung auf die Nachtruhe. Besonders wenn Sie ein sehr nervöser Mensch sind, können Entspannungsübungen, nach denen Sie einschlafen, genau das sein, was Sie zu Beginn Ihrer Yoganidra-Praxis brauchen. Führen Sie diese Übung zur Tiefenentspannung jeden Tag mindestens ein oder zwei Monate lang aus, ehe Sie zu den nächsten Phasen übergehen.

Der bewußte Schlaf

Die nächste Phase von Yoganidra ist etwas schwieriger. Auch hierbei geht man durch den vollständigen, oben beschriebenen Entspannungsprozeß, bleibt jedoch die ganze Zeit über bewußt und aufmerksam. Das fällt zunächst schwer, weil die meisten Menschen beim Hinlegen und Entspannen unwillkürlich ans Schlafen denken. Hier ist also eine gewisse Willenskraft erforderlich. Sie müssen sorgfältig beobachten, wie sich die Spannungen in Ihrem Körper auf subtile Weise lösen, ohne dabei einzuschlafen. Ein Teil Ihres Bewußtseins muß ständig wach und bewußt bleiben.

Wenn es Ihnen gelungen ist, sich vollständig und tief zu entspannen und trotzdem geistig klar und achtsam zu bleiben, werden Sie früher oder später die verblüffende Erfahrung machen, daß *Sie* hellwach sind, während *Ihr Körper* tief und fest schläft! Ich entdeckte das bei mir auf amüsante Weise. Wenn ich auf dem Rücken schlafe, schnarche ich gelegentlich. Und so war es wirklich lustig, dazuliegen und dem leisen Schnarchen meines eigenen Körpers zuzuhören.

Die Fähigkeit, im Schlaf bewußt zu bleiben, ist ein erster Schritt, um die Kontrolle über automatisch ablaufende Vorgänge zu erlangen. Wenn Sie sich sehr intensiv mit Yoga beschäftigen, können Sie nach einiger Zeit bewußt Ihren Blutdruck, Ihre Hirnströme, Ihren Herzschlag und viele andere dem bewußten Willen angeblich nicht zugängliche Körperfunktionen beeinflussen. Wer diese Vorgänge bewußt zu steuern vermag, kann damit sein Leben verlängern und sein Energieniveau anheben. Die Fähigkeit, bewußt zu schlafen, ist für die weiteren Phasen von Yoganidra unerläßlich. Es kann Monate dauern, bis Sie diese Übung beherrschen. Doch wenn Sie sich ihr intensiv widmen, werden Sie schließlich den eigenen Körper einschlafen lassen und währenddessen in einem entspannten, wachen meditativen Zustand bleiben. Nach zehn oder zwanzig Minuten kann man den Körper dann aufwecken und fühlt sich erholt und erfrischt, als hätte man ein Mittagsschläfchen gehalten oder meditiert.

Die Selbstheilung

Wenn Sie es geschafft haben, sich in einen tiefen Entspannungszustand zu versetzen und dabei geistig hellwach zu bleiben, sind Sie bereit, die Selbstheilung zu erlernen. Es gibt ein Sprichwort: „Was man spüren kann, kann man auch verändern." Das ist das grundlegende Prinzip der Selbstheilung. Nehmen wir einmal an, Ihnen machen verstopfte Nebenhöhlen und eine Racheninfektion zu schaffen. Versetzen Sie sich zunächst in den Zustand der Tiefenentspannung, und lenken Sie dann Ihre Aufmerksamkeit auf die Nebenhöhlen und den Hals. Lassen Sie sich mehrere Minuten Zeit, um diese Bereiche Ihres Körpers wirklich intensiv wahrzunehmen. Konzentrieren Sie sich, ohne etwas erzwingen zu wollen, darauf, daß die betroffenen Körperteile wieder gesund werden und einwandfrei funktionieren. Verkrampfen Sie sich dabei nicht. Lassen Sie einfach bewußt zu, daß die Heilung stattfindet. Achten Sie dann aufmerksam darauf, welche Empfindungen sich einstellen, ohne diese zu forcieren.

Hierbei geht es um die Kontrolle der Energieströme im Körper. Wenn Sie sich in einem tief entspannten Zustand befinden, genügt *ein* gezielter Gedanke, um den Energiefluß im Körper zu verändern und die Gesundheit wiederherzustellen. Das mag einfach klingen – und das ist es auch. Aber verwechseln Sie *einfach* nicht mit *leicht*. Die Entspannung muß wirklich tief sein; ist sie das nicht, bleibt die Methode wirkungslos, und Sie werden glauben, daß sie nicht funktioniert. Sie müssen so entspannt sein, daß Ihre Absicht, Gesundheit und Gleichgewicht wiederzuerlangen, durch keinerlei innere Anspannung gestört wird. Gesundheit ist letztlich nichts anderes als ein Zustand dynamischer Energie, inneren Gleichgewichts und hoher Vitalität. Dieser Zustand zeichnet sich durch ein dynamisches Wohlbefinden aus, nicht bloß durch die Abwesenheit einer Krankheit.* Ein erfahrener Yogi ist sich stets der Tatsache bewußt, daß sich die Gesundheit des

---

* Siehe dazu: Dr. med. Ingfried Hobert: *Gesundheit selbst gestalten. Wege der Selbstheilung und die Fünf »Tibeter«. Ein Arzt berichtet.* 2. Auflage, Integral. Volkar-Magnum., Wessobrunn 1994

Körpers durch die Konzentration des Geistes regulieren und steuern läßt. Dank der Heilmethode des Yoganidra sind Sie in der Lage, Ihren Gesundheitszustand zu verbessern, wenn Sie krank sind oder Schmerzen haben. Vielleicht erreichen Sie keine vollständige Heilung, aber Sie werden Ihren Zustand mit dieser Methode spürbar verbessern und erträglicher machen können. Übung macht den Meister. Wenn Sie sich die Zeit nehmen, intensiv zu üben, werden Sie überrascht sein, welch hohes Maß an Selbstheilung Sie erreichen können. Und das ist eine wunderbare Erfahrung, die Ihr Selbstvertrauen stärken wird.

Die Erforschung des Unbekannten

Jenseits von Entspannung, bewußtem Schlaf und Selbstheilung liegt das Reich des Unbekannten. Viel mehr kann ich darüber nicht sagen. Wir alle haben ein bestimmtes Gefühl von Normalität, den Glauben daran, daß die Dinge auf eine bestimmte Weise funktionieren und daß unser Leben bis zu einem gewissen Grad in vorhersehbaren Bahnen verläuft. Und das trifft tatsächlich weitgehend zu. Das Gras wächst lang und grün und nicht lila und quadratisch, und die Sonne geht jeden Tag auf und unter. Das Leben ist also bis zu einem gewissen Grad durchaus vorhersehbar, aber diese Vorhersehbarkeit täuscht uns über das gewaltige Mysterium hinweg, das uns umgibt.

Nachdem Sie die anderen Aspekte von Yoganidra kennengelernt haben, sind Sie nun bereit für Erfahrungen, die ich nicht beschreiben kann, da nur Sie sie machen können und es Ihre Erfahrungen sein werden, nicht meine. Ich kann sagen, daß ich an einigen ziemlich verrückten Orten gewesen bin, falls es sich dabei überhaupt um „Orte" handelte. Ich war von grell-blauem und -orangefarbenem Feuer umgeben, bin Gottheiten und allen möglichen anderen Geschöpfen begegnet. Ich bin durch die langen, gewundenen Stränge der Doppelhelix der DNS in Bereiche gerast, die ich nicht beschreiben kann, weil mir einfach die Worte fehlen, die diesen Erfahrungen angemessen wären. Ich habe Galaxien aus dem schwarzen Nichts des Weltraums aufsteigen und sich wieder auflösen sehen, und Milliarden Jahre schienen sich zu wenigen Minuten verdichtet zu haben.

Abenteuerreisen im Rahmen des Yoganidra werden möglich, wenn Sie die Fähigkeit der Hingabe entwickeln. Natürlich kann es vorkommen, daß Sie sich unwillkürlich verkrampfen, wenn Sie plötzlich mit rasender Geschwindigkeit durch einen langen, gleißend hellen Tunnel schießen. Das ist vollkommen verständlich. In einem solchen Augenblick kommen Sie möglicherweise zu dem Schluß, daß solche Abenteuer ganz einfach nicht das richtige für Sie sind. Doch wenn Ihre Neugierde und Ihre Abenteuerlust stärker sind als Ihre Ängste vor überwältigenden und oftmals bizarren Erlebnissen, dann ist es unerläßlich, sich diesen Erfahrungen ganz hinzugeben, wenn Sie weiter in das Unbekannte vordringen möchten. Während aufregender Yoganidra-Reisen hilft es mir, daß ich mir immer wieder ins Gedächtnis rufe, daß das Universum uns letztlich wohlgesonnen ist. Denn das ist es wirklich. Natürlich existieren auch eine Menge Gefahren. Aber im Grunde ist das Universum liebevoll und nährend – nicht feindselig. Es ist gut, das zu erkennen.

Die Schriften des Yoga sind voll von Berichten über derartige Erfahrungen, doch die Berichte sind nicht die Erfahrungen selbst. Die Landkarte ist nicht das Land. Was mit Ihnen geschieht und wohin Sie gelangen, wenn Sie sich auf solche Reisen einlassen, können nur Sie selbst herausfinden. Wenn Sie Yoganidra üben, bereiten Sie sich dadurch so gut es geht auf fantastische, wundervolle Abenteuer im inneren Weltraum vor. Wir leben in einem riesigen, großartigen Universum mit parallelen Wirklichkeiten und zahllosen Reichen, Geschöpfen und Zuständen, die sich vollkommen von denjenigen unterscheiden, denen wir normalerweise begegnen, wenn wir wach sind, schlafen oder träumen. Da Sie nun einmal in diesem Universum leben, können Sie ebensogut auch mal vor die Tür gehen und sich ein bißchen umschauen.

9
Kundalini-Meditation

Um eine etwas abgegriffene, aber dennoch zutreffende Formulierung zu gebrauchen: Meditation ist nicht das, wofür Sie sie halten. Meditation befindet sich jenseits des begrifflichen Denkens, jenseits aller Erfahrungen, die wir machen, wenn wir wach sind, schlafen oder träumen. Andererseits kann man durchaus in diesen alltäglichen Zuständen meditieren. Meditation ist eigentlich völlig unkompliziert, doch die Erkenntnisse, die uns dabei zuteil werden, verleihen dem ganzen Vorgang etwas Geheimnisvolles. Der Zugang zur Meditation ist einfach: Jeder kann sich hinsetzen und sofort damit anfangen. Und doch ist Meditation etwas, das man ein ganzes Leben lang kultivieren muß, so wie sich aus einem einzelnen irritierenden Sandkorn in einer Muschel langsam eine Perle bildet. Meditation existiert auf dem hauchdünnen Grat zwischen dem Negativen und dem Positiven, zwischen dem Bekannten und dem Unbekannten. Sie beginnt als Übung, als Methode, und mit der Zeit läßt sie sich nicht mehr vom übrigen Leben unterscheiden. Sie ist zwar von dieser Welt, öffnet uns aber auch für andere Welten. Meditation ist zugleich eine Methode und eine Art des Seins.

Es existieren Hunderte von Meditationstechniken, die dem gesamten Spektrum spiritueller Traditionen entstammen. Jede dieser verschiedenen Meditationsmethoden klärt den Geist, erweitert das Bewußtsein und erschafft innere Harmonie. Es gibt nicht *eine* ultimative Meditationsmethode; statt dessen gibt es unterschiedliche Techniken für unterschiedliche Bedürfnisse. Es lassen sich aber mit fast allen Methoden gute Resultate erzielen, wenn man bereit ist, genügend Zeit und Energie zu investieren. Regelmäßiges Üben ist für den Erfolg der Meditation entscheidend.

Meditation ist nicht wie Kuchen. Bei einem Kuchen genügt ein einziger Bissen, um festzustellen, ob er gut schmeckt oder nicht. Um hingegen Wirkung und Wert einer Meditationsmethode kennenzulernen, braucht man Zeit, Energie, Konzentration und kontinuierliche Übung. Es bringt wenig, mal hier und dort am spirituellen Buffet der verschiedenen Meditationsmethoden einen Happen zu probieren. Nur wenn Sie genügend Ausdauer besitzen, werden Sie die Früchte der meditativen Praxis ernten.

Durch gewisse sensationell aufgemachte okkulte Schriften wurden überhöhte Erwartungen an Meditation geweckt. Es wird einem versprochen, daß man mit ihrer Hilfe die Begrenzungen des sterblichen Körpers abstreifen, sich vom Planeten katapultieren und in anderen Welten mit Engeln und Geistern kommunizieren könne. Nicht, daß diese Dinge unmöglich sind, doch *Erwartungshaltungen jeglicher Art* sind verhängnisvoll für die meditative Praxis, weil Erwartungen geistige Abstraktionen sind. Das meditative Bewußtsein hingegen ähnelt einem gründlich polierten leeren Spiegel. Es enthält keine eigenen Bilder, sondern gibt alles, was vor ihm erscheint, getreu wieder. Durch Meditation werden Sie sich jedes Augenblicks klar bewußt. Sie bleiben ständig ganz in der Gegenwart, im Hier und Jetzt. Ja, es stimmt: Meditation kann eine Menge Energie in Bewegung setzen und zu außergewöhnlichen Bewußtseinszuständen und Erfahrungen führen. Doch um eine solche außergewöhnliche Bewußtheit zu erlangen, ist es unerläßlich, auf Erwartungen zu verzichten, nichts zu erhoffen und sich von vorgefaßten Meinungen zu befreien. Das ist, zugegebenermaßen, leichter gesagt als getan.

Meditation funktioniert ganz anders als das Denken. Während des Denkprozesses ist das Bewußtsein mit Symbolen gefüllt – mit Bildern, Worten und anderen geistigen Kreationen, die das Leben auf die eine oder andere Weise beschreiben. Während der Meditation hingegen taucht man in den gewaltigen, grenzenlosen Ozean des reinen Bewußtseins ein, begibt sich über alle Abstraktionen und Symbole hinaus. Visionen, Energieschübe und ähnliche Erfahrungen während der Meditation treten nicht auf, weil man sie sich wünscht und erhofft, sondern weil Meditation den Geist klärt und reinigt. Das hört sich vielleicht ein bißchen paradox an, aber wenn Gedanken und Abstraktionen aufgegeben werden, entsteht Raum für spontan aus dem ewigen Meer von Energie und Intelligenz aufsteigende Erfahrungen. Diese Erfahrungen, so interessant und verführerisch sie auch sein mögen, sind jedoch auch nur Spielchen, sind noch mehr Phänomene, die an sich nichts Besonderes sind und keine spezielle Bedeutung haben. Ganz sicher sind sie nicht das Endziel der Meditation. Der wahre Gewinn der meditativen Übung liegt in einem klaren, gleichsam blank polierten Geist.

Einer meiner Freunde nahm einmal an einer langen und intensiven Meditationsklausur teil. Im Lauf mehrerer Wochen hatte er dabei viele ungewöhnliche und überwältigende Erlebnisse. Mal hatte er das Gefühl, im Weltraum zu schweben, so groß zu sein wie ein Planet und die ganze Schöpfung umarmen zu können. Dann gab es Zeiten, in denen er seinen Körper verließ, und dann wieder Zeiten, in denen Energieströme seine Wirbelsäule hinaufjagten. Weil er wegen dieser Erlebnisse sehr aufgewühlt war, ging er zu seinem Meditationslehrer und erzählte ihm davon. Nachdem mein Freund in allen Einzelheiten von seinen seltsamen Erfahrungen berichtet hatte, lächelte ihn der Lehrer freundlich und aufmunternd an und sagte: „Mach dir deswegen keine Sorgen. Das geht schon vorüber." Mehr gibt es über den Wert solcher Erlebnisse nicht zu sagen. Sie sind wie Straßenschilder; sie sind nicht das Ziel, sondern nur Teil der Reise. Sie sind interessant, aber nicht das, worauf es beim Üben ankommt. Nur der klare, reine Geist zählt.

Sie werden den größten Nutzen aus der Meditation ziehen, wenn Sie täglich üben und sich Zeit lassen. Unabhängig von der Dauer Ihrer täglichen Meditation sollten Sie dafür sorgen, daß Sie während dieser Zeit nicht durch das Telefon, durch Gespräche oder andere äußere Ablenkungen gestört werden. Die inneren Ablenkungen werden Ihnen schon genug zu schaffen machen. Anfangs werden Sie leichter meditieren können, wenn Sie unmittelbar davor nichts essen. Nach einer Mahlzeit ist die Blutzirkulation in den Verdauungsorganen stark erhöht, wodurch die geistige Konzentration erschwert wird. Meditation ist zwar zu jeder Zeit möglich, doch am einfachsten läßt sie sich morgens gleich nach dem Aufstehen oder abends direkt vor dem Schlafengehen in den Tagesablauf einfügen.

Wie bei Ihren Yoga-Übungen sollten Sie leichte, lockere Kleidung tragen und in einer angenehmen Umgebung meditieren. Meditieren Sie, wenn möglich, draußen in der Natur, im Wald etwa oder am Strand. Die Natur hat einen sehr angenehmen und fördernden Einfluß auf die Meditation, weil wir Teil der Natur sind und ohne sie nicht existieren können. Achten Sie darauf, daß der Ort, an dem Sie meditieren, aufgeräumt, sauber und ästhetisch ansprechend ist. Falls Sie über ausreichend Platz verfügen, reservieren Sie eine Stelle ausschließlich für die Meditation, selbst wenn es nur eine kleine Ecke im Zimmer ist. Machen Sie diesen Platz zu etwas ganz Besonderem. Schmücken Sie ihn mit Blumen. Sorgen Sie für eine angemessene Atmosphäre, indem Sie Ihrem Meditationsplatz die ihm gebührende Achtung entgegenbringen.

Die folgenden Methoden stellen eine vollständige Übungsserie der Kundalini-Meditation dar. Jede dieser Übungen trägt dazu bei, die Kanäle des menschlichen Energiesystems zu öffnen, damit die Kundalini ungehindert fließen kann. Die Kundalini-Meditation löst Blockierungen des Energieflusses auf. So wird der Geist mit jener gewaltigen Energie versorgt, die nötig ist, um die Aufmerksamkeit vollkommen auf den gegenwärtigen Augenblick zu konzentrieren. Denken Sie daran: Der Sinn der Meditation besteht nicht darin, so viele außergewöhnliche Erfahrungen wie möglich zu sammeln, auch wenn sich solche Erfahrungen zweifellos einstellen werden. Es geht vielmehr darum, die Aufmerksamkeit so fest in der Gegenwart zu verankern, daß der Geist klar wird und eine dynamische Wachheit und Bewußtheit entwickelt. Meditation befähigt uns, voll und ganz in der Gegenwart zu leben. Das ist alles.

Ich beschreibe im folgenden vier Meditationsmethoden, die aufeinander aufbauen. Ich empfehle Ihnen, die erste Methode mindestens einen Monat lang täglich zu üben, ehe Sie die zweite hinzufügen. Üben Sie dann einen Monat lang beide zusammen. Nehmen Sie erst dann die dritte Methode hinzu. Üben Sie auch dann wieder mindestens einen Monat, bevor Sie schließlich mit allen vier Methoden arbeiten. Es bringt überhaupt nichts, ungeduldig zu sein und sofort alle vier Methoden auszuprobieren. Es kommt darauf an, das korrekte Üben zu erlernen, und das braucht seine Zeit.

Die Chakra-Meditation

Diese Übung stellt den Einstieg in die Kundalini-Meditation dar. Um sie korrekt auszuführen, braucht man mindestens eine halbe Stunde. Sie können aber gerne auch länger meditieren, wenn Sie sich gut dabei fühlen.

Setzen Sie sich mit gekreuzten Beinen bequem hin. Der volle Lotussitz ist zwar ideal, doch ist er für die meisten Menschen zu unbequem. Solange Sie Ihre Wirbelsäule möglichst gerade halten, können Sie auch einfach mit gekreuzten Beinen sitzen. Wenn Sie zusätzlich ein kleines Kissen benutzen, fällt das aufrechte Sitzen leichter. Legen Sie die Hände auf die Knie. Augen und Mund sind geschlossen. Die Zungenspitze sollte den Gaumen hinter den oberen Schneidezähnen berühren.

Atmen Sie in dieser Haltung mehrere Minuten ruhig und gleichmäßig durch die Nase. Lösen Sie sämtliche Anspannungen. Lassen Sie zu, daß Schulter-, Bauch- und Gesichtsmuskeln sehr weich und entspannt werden. Lassen Sie Ihren Verstand zur Ruhe kommen. Bei dieser Meditation ist die Atmung von entscheidender Bedeutung. Es ist nicht nötig, betont langsam und tief zu atmen, aber der Atem sollte gleichmäßig sein, ein wenig tiefer als bei der normalen, entspannten Atmung. Behalten Sie diesen Atemrhythmus während der gesamten Meditation bei.

Richten Sie Ihre Aufmerksamkeit nun auf das erste Chakra, Muladhara, das am Damm, dem Bereich zwischen dem After und den Geschlechtsorganen, liegt. Konzentrieren Sie sich etwa drei Minuten lang auf diese Stelle, und atmen Sie dabei langsam und gleichmäßig. Fühlen Sie bei jedem Atemzug, daß Sie gleichsam durch dieses Energiezentrum atmen. Nehmen Sie diese Stelle Ihres Körpers so intensiv wie möglich wahr. Entspannen Sie sie völlig.

Lassen Sie nun Ihre Aufmerksamkeit zum zweiten Chakra, Svadhisthana, wandern, das sich auf der Höhe der Geschlechtsorgane an der Wirbelsäule befindet. Konzentrieren Sie sich etwa drei Minuten lang auch auf diese Stelle, und atmen Sie dabei langsam und gleichmäßig. Fühlen Sie auch hier bei jedem Atemzug, daß Sie gleichsam durch dieses Energiezentrum atmen. Nehmen Sie diese Stelle Ihres Körpers so intensiv wie möglich wahr.

Der nächste Punkt, auf den Sie Ihre Aufmerksamkeit richten, ist das dritte Chakra, Manipura, das sich im Bereich des Solarplexus an der Wirbelsäule befindet. Konzentrieren Sie sich etwa drei Minuten lang auf diese Stelle, und atmen Sie dabei langsam und gleichmäßig ein und aus. Fühlen Sie bei jedem Atemzug, daß Sie gleichsam durch dieses Energiezentrum atmen, durch den Solarplexus und die Wirbelsäule. Nehmen Sie diese Stelle Ihres Körpers so intensiv wie möglich wahr.

Konzentrieren Sie sich nun auf das vierte Chakra, Anahata, das auf der Höhe des Brustbeins an der Wirbelsäule liegt. Konzentrieren Sie sich auch auf dieses Chakra etwa drei Minuten lang, und atmen Sie dabei langsam und gleichmäßig. Fühlen Sie bei jedem Atemzug, daß Sie gleichsam durch die Mitte der Brust und durch diesen Bereich der Wirbelsäule atmen. Nehmen Sie diese Stelle Ihres Körpers so intensiv wie möglich wahr.

Richten Sie Ihre Aufmerksamkeit jetzt auf das fünfte Chakra, Vishuddha, das sich hinter der Kehle an der Wirbelsäule befindet. Konzentrieren Sie sich auf dieses Chakra etwa drei Minuten lang, und atmen Sie dabei langsam und gleichmäßig. Fühlen Sie bei jedem Atemzug, daß Sie gleichsam durch dieses Energiezentrum ein- und ausatmen. Nehmen Sie diese Stelle Ihres Körpers so intensiv wie möglich wahr.

Richten Sie Ihre Aufmerksamkeit dann auf das sechste Chakra, Ajna, den Punkt an der Nasenwurzel zwischen den Augenbrauen, der auch „drittes Auge" genannt wird. Konzentrieren Sie sich etwa drei Minuten lang auf dieses Chakra, und atmen Sie dabei langsam und gleichmäßig. Fühlen Sie bei jedem Atemzug, daß Sie gleichsam durch Ihr drittes Auge atmen und dabei einen Strahl reiner Energie aussenden. Nehmen Sie diese Stelle Ihres Körpers so deutlich wie möglich wahr.

Lenken Sie Ihre Aufmerksamkeit dann auf das Scheitelchakra, Sahasrara, an der höchsten Stelle des Kopfes. Konzentrieren Sie sich etwa drei Minuten lang auch auf dieses Chakra, und atmen Sie dabei langsam und gleichmäßig ein und aus. Fühlen Sie bei jedem Atemzug, daß Sie gleichsam durch dieses Energiezentrum atmen. Nehmen Sie diese Stelle Ihres Körpers möglichst intensiv wahr, so als glühe der ganze obere Teil Ihres Kopfes vor Energie.

Danach richten Sie Ihre Aufmerksamkeit auf die Aura. Die Aura ist eine energetische Hülle, die den Körper umgibt und sich von ihm aus in alle Richtungen erstreckt. Konzentrieren Sie sich auf diese energetische Hülle, die rings um Ihren Körper mindestens dreißig Zentimeter dick ist. Fühlen Sie mit jedem Atemzug, wie sich die Aura immer stärker mit Energie auflädt. Nehmen Sie Ihre Aura so intensiv wie möglich wahr.

Nachdem Sie sich auf die Chakren und die Aura konzentriert haben, bleiben Sie zunächst still sitzen, atmen langsam und gleichmäßig und ermöglichen es Ihrem Energiesystem, die Energie aufzunehmen, die durch diese Übung entstanden ist. Erlauben Sie Ihrem Verstand, so still und ruhig wie möglich zu sein. Erwarten Sie nichts, und versuchen Sie nicht, irgendwelche besonderen Erlebnisse hervorzurufen. Werden Sie sich statt dessen ganz des gegenwärtigen Augenblicks gewahr, Ihrer Körperhaltung, des ein- und ausströmenden Atems, der Sie umgebenden Luft und allen anderen Sinneseindrücken. Nehmen Sie alles so bewußt wie möglich wahr, ohne etwas festhalten zu wollen. Letzten Endes handelt es sich dabei ja nur um flüchtige Erscheinungen. Lassen Sie sie einfach kommen und gehen, ohne sich von ihnen beeindrucken zu lassen. Beenden Sie die Übung in diesem Zustand entspannter Aufmerksamkeit.

Atmen Sie zum Abschluß ein- oder zweimal langsam und tief durch. Reiben Sie kräftig die Hände aneinander, und streichen Sie sich dann übers Gesicht, als würden Sie sich waschen. Öffnen Sie nun langsam die Augen, und entspannen Sie sich ein oder zwei Minuten lang, ehe Sie sich wieder anderen Dingen zuwenden.

Diese Meditation öffnet die Chakren und lädt sie mit Energie auf. Gleichmäßiges Atmen und Konzentration sind dabei entscheidend für den Erfolg. Konzentrieren Sie sich auf jedes Chakra, so gut Sie es können. Lassen Sie nicht zu, daß sich Ihre Aufmerksamkeit von dem jeweiligen Chakra abwendet. Wenn Sie merken, daß Ihre Gedanken abschweifen, lenken Sie Ihre Aufmerksamkeit bewußt zu dem Zentrum zurück, an dem Sie gerade arbeiten. Gehen Sie nicht zu hastig vor. Lassen Sie sich Zeit, um jedes Energiezentrum wirklich intensiv wahrzunehmen. Es wird Ihnen zunehmend leichter fallen, diese Stellen in Ihrem Körper zu spüren. Sie werden ein Gefühl für die Energie entwickeln, die Sie durchströmt.

Die Silberschnur-Meditation

Nachdem Sie die Chakra-Meditation mindestens einen Monat lang geübt haben, können Sie diese Silberschnur-Meditation zu Ihrem Repertoire hinzufügen. Im *Vigyana Bhairava Tantra*, einer überlieferten Lehrrede Shivas, dem Herrn der Yogis, wird diese Meditation beschrieben. „Silberschnur" hier ist eine andere Bezeichnung für Sushumna, den zentralen Energiekanal, der entlang der Wirbelsäule durch alle Chakren läuft. Dieser zentrale Kanal ist die energetische Entsprechung der Wirbelsäule. Wie schon im 2. Kapitel beschrieben, fließt die Kundalini-Energie durch ihn hindurch.

Sitzen Sie wie zuvor mit gekreuzten Beinen und aufgerichteter Wirbelsäule. Augen und Mund sind geschlossen, und die Zungenspitze berührt den Gaumen hinter den oberen Schneidezähnen. Die Hände liegen auf den Knien. Die Atmung ist ruhig und gleichmäßig. Beginnen Sie, indem Sie Ihre Chakren und Ihre Aura wahrnehmen. Richten Sie danach Ihre ganze Aufmerksamkeit auf die Wirbelsäule. Spüren Sie sie in ihrer ganzen Länge, vom Gesäß bis zum Nacken. Lassen Sie sich ein paar Minuten Zeit, um sich wirklich in die Wirbelsäule hineinzufühlen.

Stellen Sie sich danach eine silberne Schnur vor, die sich im Inneren der Wirbelsäule befindet. Der Kern dieser silbernen Schnur ist leuchtend rot. Stellen Sie sich ein elektrisches Kabel vor, dessen Isolierung die Silberschnur ist und der leuchtendrote Kern ein sehr dünner Draht darin. Atmen Sie ruhig und gleichmäßig, und konzentrieren Sie sich ganz auf die Silberschnur und ihren roten Kern. Stellen Sie sich vor, daß diese Schnur vom unteren bis zum oberen Ende der Wirbelsäule reicht. Fühlen Sie die Wirbelsäule. Richten Sie Ihre gesamte Aufmerksamkeit auf sie.

Anfangs mag Ihnen diese Meditation ein bißchen zu simpel erscheinen. Dennoch ist sie äußerst wirkungsvoll und erfordert Ihre ganze Aufmerksamkeit. Während Sie sich intensiv auf das geistige Bild der silbernen Schnur mit ihrem roten Kern konzentrieren, strömt die Kundalini-Energie durch den Sushumna und lädt Ihre Chakren mit Energie auf. Dabei beginnen Sie sich auszudehnen – zunächst langsam, dann immer schneller. Nicht selten hat man das Gefühl, sich bis an die Grenzen des Universums auszudehnen. Natürlich sind solche Erlebnisse, wie ich bereits mehrfach betont habe, nicht das Ziel der Meditation. Sie sind nichts weiter als flüchtige Phänomene. Ich möchte lediglich darauf hinweisen, daß bei dieser Übung häufig solche expansiven Empfindungen auftreten. Es kann auch sein, daß Sie das Gefühl haben, an einen unendlichen Energiestrom angeschlossen zu sein.

Führen Sie diese Meditation so lange aus, wie Sie möchten, und ein klein wenig länger, als es angenehm ist. Es ist immer hilfreich, ein wenig über das hinauszugehen, was Sie als angenehm empfinden; dadurch erweitern Sie auf spielerische Weise die Grenzen Ihres Konzentrationsvermögens.

Die Nad-Yoga-Meditation

Nachdem Sie die Chakra-Meditation und die Silberschnur-Meditation geübt haben, wenden wir uns nun der Nad-Yoga-Meditation zu. Ich empfehle, Nad-Yoga unmittelbar im Anschluß an die beiden anderen Übungen auszuführen, weil Sie dann über reichlich Energie verfügen, mit der Sie arbeiten können. Wenn Ihnen jedoch nicht ausreichend Zeit zur Verfügung steht, können Sie Nad-Yoga auch separat üben.

Bei dieser Meditation werden Ihnen viele ungewohnte Phänomene begegnen. Eines davon ist „Nada“, der sogenannte Klangstrom. Nada ist eine Schwingung, ein stetiger Ton, der durch alles, was existiert, hindurchfließt. Diesen Klangstrom werden Sie deshalb vermutlich zum ersten Mal während einer Meditation bemerken, weil die Sinne dann besonders fein funktionieren. Man nimmt den Nada als hörbaren Laut wahr. Während dieser Klangstrom in Wahrheit aus Hunderten, wenn nicht Tausenden unterschiedlichen Tönen besteht, hört man anfangs oft nur ein einziges undifferenziertes Geräusch.

Man hört den Nada am leichtesten in einer relativ ruhigen, geräuscharmen Umgebung. Wenn Sie an einem ruhigen Ort die Chakra- oder die Silberschnur-Meditation üben, kann es vorkommen, daß Sie in der Nähe des rechten Ohrs ein Summen oder Brummen in Ihrem Kopf hören. Dabei handelt es sich nicht um das Geräusch des Blutkreislaufs, denn dieser erzeugt keinen hohen, summenden Ton. Auch sollte dieser Ton nicht mit den Symptomen der Menièrschen Krankheit verwechselt werden, bei der Schwindelgefühle und heftiges Ohrensausen auftreten. Was Sie hören, ist der Klangstrom, ein gleichförmiger, scheinbar eintöniger Klang, der eine hörbare Schnellstraße in die Unendlichkeit ist.

Bleiben Sie nach der Chakra- und Silberschnur-Meditation entweder aufrecht sitzen, oder legen Sie sich hin. Wichtig ist nur, daß Sie hellwach bleiben, denn diese Übung erfordert Ihre volle Konzentration. Daher ist es nicht wünschenswert, daß Sie dabei einschlafen. Wenn Sie im Liegen üben, sollten Sie sich flach auf den Rücken legen, ohne ein Kissen unter den Kopf zu legen. Die Beine sollten gerade ausgestreckt sein, die Arme mit den Handflächen nach oben dicht am Körper liegen. Schließen Sie Augen und Mund, und legen Sie die Zunge an den Gaumen. Entspannen Sie sich möglichst vollständig, und zwar sowohl die Muskeln als auch den Verstand. Ideal ist es, in einem ruhigen, abgedunkelten Raum zu üben. Der späte Abend oder der frühe Morgen eignen sich besonders gut für diese Übung, weil es dann relativ ruhig ist. Wenn es sich nicht vermeiden läßt, in einer lauten Umgebung zu üben, sollten Sie sich Watte in die Ohren stopfen.

Richten Sie Ihre ganze Aufmerksamkeit auf das Innere Ihres Kopfes, und lauschen Sie. Konzentrieren Sie sich anfangs auf den Bereich um Ihr rechtes Innenohr. Sie werden dort ein Geräusch wahrnehmen. Es mag ein leises Klingeln sein, ein leichtes Summen oder ein Geräusch, das einem schwachen Poltern ähnelt.

Lauschen Sie mit vollkommener Konzentration auf alles, was Sie dort hören. Lauschen Sie so aufmerksam, als wollten Sie verstehen, was im Nebenzimmer geflüstert wird.

Wenn Sie aufmerksam zuhören, wird das Geräusch lauter werden, und aus einem einzigen Ton werden viele werden. Wahrscheinlich werden Sie nach einiger Zeit viele verschiedene Klänge hören, die den anfangs wahrgenommenen völlig überlagern. Das ist völlig normal. Suchen Sie sich einen von diesen immer lauter werdenden Klängen aus, und konzentrieren Sie sich darauf. Für welchen Sie sich entscheiden, spielt keine Rolle, doch sobald Sie einen ausgewählt haben, sollten Sie bei Ihrer Wahl bleiben. Konzentrieren Sie sich intensiv auf diesen Klang, so als würden Sie bei einem Sinfoniekonzert Ihre Aufmerksamkeit ganz auf ein einzelnes Instrument richten. Der Klang wird immer lauter werden, und Sie werden schließlich das Gefühl haben, daß er Ihren ganzen Körper erfüllt. Wenn Sie konzentriert hinhören, ist es möglich, daß der Klang sich verwandelt, leiser und feiner wird. Auch das ist normal. Hören Sie weiterhin so konzentriert wie möglich hin.

Der Klangstrom, den Sie hören, kann in vielerlei Gestalt auftreten. Er kann wie Glockenläuten klingen, wie Flötentöne, herabstürzendes Wasser, Summen, das Rauschen der Brandung, wie das Zirpen der Grillen oder Vogelgezwitscher. Wenn Sie diese Übung häufig ausführen, werden Sie immer feinere und außergewöhnlichere Klänge wahrnehmen. Doch entscheidend ist es, so konzentriert wie möglich hinzuhören, weil die Töne sonst rasch verklingen.

Shiva, der Herr der Yogis, beschreibt den Klangstrom und das Meditieren darauf im *Siva Samhita* folgendermaßen:

> *Der erste Ton klingt wie das Summen der vom Honig berauschten Biene. Als nächstes klingt er wie eine Flöte, dann wie eine Harfe; danach hört man, wenn man sorgsam Yoga, den Zerstörer der Dunkelheit der Welt, übt, den Klang von läutenden Glocken, dann Töne wie Donnergrollen. Wenn jemand seine ganze Aufmerksamkeit auf diese Klänge richtet und frei von Furcht ist, erlangt er volle geistige Versenkung, o mein Geliebter!*

Wenn der Geist des Yogi vollständig in diesen Klängen aufgeht, vergißt er alle äußeren Dinge.

Durch die Übung des Yoga meistert er die drei Eigenschaften (das sind: gut, schlecht und gleichgültig); da er dadurch Freiheit von allen Zuständen erlangt, versenkt er sich ganz in Chidakas (den Äther der Intelligenz). *

Wenn Sie auf den Klangstrom lauschen, stimmen Sie sich anfangs auf den Klang selbst ein und später auf die Quelle des Klangs. Mit einiger Übung werden Sie so vollständig mit dem Klangstrom verschmelzen, daß sich nicht mehr feststellen läßt, wo Sie aufhören und der Klang anfängt. Sie werden viele veränderte Bewußtseinszustände durchlaufen, und Ihre Bewußtheit wird stark zunehmen. Denken Sie daran, daß der Sinn des Ganzen darin besteht, Energie freizusetzen, damit Sie lernen, sich ganz auf die Gegenwart zu konzentrieren. Lassen Sie die dabei auftretenden Phänomene – und seien diese noch so erstaunlich und faszinierend – einfach kommen und gehen.

Den Nada zu erleben ist etwas Unvergleichliches. Man kann nur verstehen, was es heißt, dem Klangstrom zu lauschen, wenn man es selbst erlebt. Die Klänge, die Sie dabei hören werden, sind unbeschreiblich. Wenn Sie mit Ihrem ganzen Wesen in den einzigartigen Schwingungen des Klangstroms baden, ist das die schönste und wunderbarste Erfahrung, die man machen kann. Wie bei allen Methoden liegt der Schlüssel zum Erfolg auch bei dieser im beharrlichen Üben und absoluter Konzentration. Sie werden merken, daß Ihnen die Klänge rasch wieder entgleiten. Sie kommen und gehen, sie verschwinden, sie verwandeln sich, sie werden leiser oder schwellen an.

Praktizieren Sie die Klangstrom-Meditation mindestens fünfzehn Minuten lang. Wenn Sie es länger durchhalten, um so besser. Versuchen Sie, möglichst lange konzentriert und hellwach zu bleiben. Entspannen Sie sich nach dem Üben einige Minuten.

---

* Rai Bahadur Srisa Chandra Vasu: *The Siva Samhita*. Oriental Books Reprint Corporation, Neu-Delhi 1979

Nad-Yoga und der zentrale Energiekanal

Der letzte Schritt dieser Kundalini-Meditation besteht in der Kombination der beschriebenen Übungen. Bleiben Sie im Anschluß an die Chakra- und die Silberschnur-Meditation aufrecht sitzen, und beginnen Sie, auf den Klangstrom zu lauschen. Wenn Sie sich ein paar Minuten lang auf den Klangstrom eingestimmt haben, lenken Sie Ihre Aufmerksamkeit gleichzeitig auf den zentralen Kanal, der entlang der Wirbelsäule verläuft. Es ist nicht nötig, daß Sie dabei die Silberschnur visualisieren. Spüren Sie einfach nur den zentralen Energiekanal, während Sie dem Klangstrom lauschen. Sie werden feststellen, daß Sie beides gleichzeitig tun können.

> *Der Geist ist wie eine Schlange. Wenn er auf den Nada lauscht, verliert er seine Unruhe und irrt nicht länger umher.* *

Wenn Sie sich zuvor die Zeit genommen haben, sich gute Meditationsgewohnheiten anzueignen, und wenn Ihr Konzentrationsvermögen sehr gut ist, werden Sie von dieser Meditation außergewöhnlich stark profitieren. Die Konzentration auf den zentralen Energiekanal verbindet Sie mit dem Kern Ihres Energiesystems, während Sie sich durch die gleichzeitige Konzentration auf den Klangstrom auf die Quelle aller Energie und Intelligenz einstimmen. Diese Kombination ist äußerst wirkungsvoll und setzt einen starken Energiefluß frei, der Ihr ganzes Wesen durchströmt. Üben Sie sie im Anschluß an die Chakra- und die Silberschnur-Meditation mindestens fünfzehn Minuten lang, und dehnen Sie die Meditation Ihren Fähigkeiten entsprechend allmählich aus. Nach einiger Zeit wird es Ihnen leichtfallen, sich mit der Quelle aller Energie zu verbinden. Und genau das ist das eigentliche Ziel.

---

* Pancham Sinh: *The Hatha Yoga Pradipika*. Oriental Books Reprint Corporation, Neu-Delhi 1980

Wie geht es weiter?

Es ist sehr schön, einen Berg aus der Ferne zu betrachten. Ihn zu besteigen und auf seinem Gipfel zu stehen, nachdem man Strapazen und Unannehmlichkeiten in Kauf genommen hat, ist aber etwas ganz anderes. So ist es auch sehr interessant, etwas über die Fünf »Tibeter« und andere Meditationsformen zu lesen und sich Gedanken über den Energiefluß im Körper/Geist-System und das unermeßliche Ausmaß des menschlichen Potentials zu machen. Doch es ist etwas anderes, die in diesem Buch beschriebenen Methoden selbst auszuführen. Von diesen yogischen Übungen der Kraft zu lesen ähnelt ein bißchen einem Schaufensterbummel. Solange Sie sich aber nicht wirklich mit ihnen beschäftigen und sie zu einem festen Bestandteil Ihres Lebens machen, sind sie lediglich eine weitere Sehenswürdigkeit in einer sich ständig wandelnden Landschaft.

Wenn Sie Gefallen an den hier beschriebenen Methoden finden, sollten Sie sie selbst ausprobieren. Sie brauchen dazu keinen Guru oder Aschram. Folgen Sie den Anleitungen sorgfältig Schritt für Schritt, und machen Sie diese Übungen zu einem Teil Ihres täglichen Lebens. Lesen ist unterhaltsam; Übung aber belebt und führt zu unerwarteten Einsichten. Die Fünf »Tibeter« sind außergewöhnliche Übungen. Mit relativ geringem Zeit- und Kraftaufwand kann man durch sie viele positive Resultate erzielen. Diese Übungen bilden zusammen mit der Kundalini-Meditation eine effektive Yoga-Praxis, die Ihr Leben wirklich verändern kann – wenn Sie dies zulassen.

Jenseits aller Methoden

Ich habe bereits darauf hingewiesen, daß der Zweck der Kundalini-Meditation nicht darin besteht, möglichst viele außergewöhnliche Erfahrungen zu sammeln; vielmehr dienen sie dazu, möglichst viel Energie zu erzeugen und Ihre Aufmerksamkeit vollständig auf den gegenwärtigen Augenblick zu lenken, damit Sie diesen so intensiv wie möglich erleben. Wenn Sie die hier beschriebenen Übungsfolgen sorgsam ausführen, erzeugen Sie damit eine enorme Energie. Die Kundalini-Kraft wird freigesetzt und kann ungehindert durch Ihr gesamtes Körper/Geist-System zirkulieren. Durch regelmäßiges Meditieren werden Sie soviel Achtsamkeit entwickeln, daß Sie sich tatsächlich ganz auf die Gegenwart konzentrieren können. *Jetzt* ist die einzige Zeit, in der wir leben können. Niemand kann gestern oder morgen leben; unser ganzes Leben spielt sich *jetzt* ab. Wenn wir uns vollkommen auf den gegenwärtigen Augenblick konzentrieren, erreichen wir absolute Bewußtheit. Eine solche Seinsweise geht über alle Methoden hinaus. Sie ist keine Technik mehr, sondern reines Sein. Alle Anstrengungen des Yoga – die Atemtechniken, die Konzentration, die Körperübungen, das gewissenhafte Befolgen der Anweisungen – bringen uns letztendlich an einen Punkt, an dem es überhaupt nichts mehr zu tun gibt, an dem nichts mehr zu begreifen, nichts mehr anzustreben oder zu erlangen ist, an dem nur noch die Unermeßlichkeit des Seins existiert, genau hier, genau jetzt, in der einzigen Zeit, die es gibt.

Danksagung

Ich möchte all denjenigen meinen Dank und meine Anerkennung aussprechen, die, seit ich Yoga zu unterrichten begann, an meinen Kursen teilgenommen haben. Mit besonderer Zuneigung gedenke ich dabei Janet Perry, die fünfzehn Jahre lang meine Schülerin und Freundin war. Janet starb vor kurzem und reiste an jenen Ort, an den die Menschen nach ihrem Tod eben reisen. Jedem Lehrer wünsche ich wenigstens einmal im Leben eine so wunderbare Schülerin wie Janet.

Mein besonderer Dank gilt Lainie, die zugleich ein brillantes, großherziges Cowgirl und eine Super-Yogini ist und die mir mehr geschenkt hat, als ich in Worte fassen könnte, darunter auch einen friedlichen Zufluchtsort, an dem ich den größten Teil dieses Buches schrieb.

Vielen Dank an meine Mutter, der jedesmal schwindlig wird, wenn sie mich den ersten »Tibeter« üben sieht; sie hat mich vom ersten Tag an begeistert unterstützt. Dank an Roshi Al und Kristin, die mich auf meinen Wanderungen zwischen den verschiedenen Welten des Yoga immer wieder anspornen. Dank an Sandy, mein wildes Neuro-Baby, für ihre unerschütterliche Freundschaft. Dank auch an Steve und Craig, meine unerschrockenen Gefährten beim Erklettern der Pyramiden Yucatáns. Ein Bravo den Stammesältesten. Ihr wißt, wer gemeint ist.

Dank an die verrückte Janice Fullman, deren fotografisches Können mich zu stundenlangen Verrenkungen im Sand animierte. Und Dank an das ganze Team von *Inner Traditions*, besonders an Ehud, Estella und Leslie dafür, daß sie meinen Weg des Yoga unterstützen und mir ein Forum gegeben haben, diese kosmische Propaganda überall zu verbreiten.

Euch allen viel Liebe.